無效醫療拒絕論

前言

首先容我自我介紹一下。

我曾經於東京大學研修獸醫學。在此之前我原本是工科的學生，但是在發現醫療、生物科學等所謂「生物科技」領域的技術正蓬勃發展之後，我就不假思索地在二十歲時投身隸屬生物科技一環的獸醫學領域。而隨著在獸醫學領域的學習越深，我用於考量人類醫療的時間也與日俱增。

或許各位會認為獸醫學與人類醫學毫無關聯，但當我站在動物醫療的視角，俯瞰人類醫療時，竟發現動物醫療有許多地方可供借鏡，進而幫助改善人類醫療。或許說「不了解動物醫療的人，也就無法掌握人類醫療」也並非言過其實呢。除了我之外，也有某位醫師提過類似的話。

譬如流行性感冒與HIV（人類免疫缺乏病毒）等感染病都起源於禽鳥類、猿猴類的疾病。而醫療界使用豬隻來練習人體手術的情形相當稀鬆平常，此外也從牛隻的生殖醫療發展出治療人類不孕症的方法。而理所當然地，若是沒有事先對小白鼠等動物進行投藥實驗，藉此驗證藥物效果，也就無法實現今時今日的藥物技術了。所謂生物科技，總是先在動物的世界完成，而人類醫療與動物醫療更可說是息息相關。

於此同時，我透過學習獸醫學，也發現了人類的醫療行為當中存在著某些缺陷，具體說來就是所謂的「浪費」。

大學畢業之後，我認為比起成為一位獸醫師，自己更想要透過提供資訊的形式對這個社會做出貢獻，因此第一份工作我選擇進入了大型出版社，之後也持續以採訪者的身分與人類醫療打交道。

時光飛逝，十年以上的歲月匆匆流逝，我想或許也因為自己置身於獸醫學的世界當中，因此即便身處這個迎合醫師者眾的採訪者業界裡，我仍然能夠抱持超然物外的視角來觀察人類醫療。我認為自己所扮演的角色可以獲得良好發揮，不管是現在，還是今後都是如此。

而生活周遭的親朋好友也都知道我所扮演的角色，更開始有人來找我諮詢與疾病有關的困擾，或許我「不是醫師」，但也正因為如此，我才能夠給予他們最為中肯的意見。

最近有人來找我諮詢，內容是他的家屬罹患了癌症，該接受怎樣的治療比較好。由於我不是醫師，因此也只能夠提供他一些或許可作為參考的資訊，但是這也讓我感覺，最近似乎有越來越多類似的諮詢內容找上了我。

諸如：「我罹患了大腸癌，醫師已經為我排定腹部切開手術，我真的非接受腹部切開手術不可嗎？」、「我最近有腰痛困擾，醫師為我安排了脊椎切開手術，我難道不能先貼藥布，再慢慢追蹤病情發展就好了嗎？」、「我的攝護腺癌檢查結果呈現陽性，因此必須進一步接受精密的攝護腺針刺切片檢查，我覺得很擔心啊！」、「使用X光進行乳房攝影檢查後，我的乳癌檢查結果呈現陽性，因此必須進一步接受精密的乳房針刺切片檢查，我會不會真的罹患乳癌了啊？」等等。

對於個人來說，罹患攸關性命安危的疾病可是人生大事啊。不難想像，此時患者都身處艱難的處境，而毫無疑問地，大家都會產生「我想要接受有意義的檢查」、「我一定要痊癒」等想法。

但是回歸現實面，此時患者大多成為了所謂的「迷途羔羊」，他們都缺乏足夠的材料，可以幫助他們判斷哪些檢查與治療項目才是有意義的。

由於醫療的世界與習慣、金錢、名譽等諸般因素掛勾，因此有時會無法將正確的醫療資訊傳遞給患者，有時候患者也無法在浩如煙海的龐大資訊當中找到正確的醫療資訊。換言之，醫療的世界當中著實存在有大量的「無用醫療行為」，但是業內人士卻對此隱而不宣。我想要打破這種宛若一攤死水的現狀，這也成為了我拾筆撰寫本書的強烈動機。

我希望能夠提供嶄新的視角給那些「希望接受有意義檢查的人」、「一定要痊癒的人」，藉此幫助他們掌握在接受醫療服務時的正確選項。除此之外，我也希望本書能夠成為讓醫療提供方關於醫療資訊的基礎整頓更進一步的助力。而做為幫助，本書當中詳述有「應該要認真接受的醫療行為」以及「絕不願接受的無用醫療行為」。

日本國民在「STAP騷動」背後出現的變化

我感覺最近對醫療抱持關心的人越來越多，同時也有很多人開始產生不安與不滿等情緒。我認為上述情形之所以發生，其實存在著某個背景。

時值二〇一四年四月，日本國內發生了一個顛覆醫療常識的事件。以日本健康檢查學會（Japan Society of Ningen Dock）為中心，獨自發表了用來判斷人們的血壓值、血糖值、膽固醇值等檢查數值是否健康的標準指標。過去這類標準指標都是由日本高血壓學會、日本糖尿病學會等專門學會遵照科學依據所擬定，而上述「事件」的特徵則在於，非專門學會完全忽視了專門學會的意見。

譬如在二〇一四年時，日本高血壓學會對於高血壓治療提出下列認定標準：收縮壓（高壓）高於140mmHg，舒張壓（低壓）高於90 mmHg即為高血壓。而高壓落在130～139mmHg，低壓落在85～89 mmHg則為正常偏高，此時需多加注意。

但是日本健康檢查學會卻從過去的受檢者當中，挑選出一萬五千名被判斷為「健康」者，從而提出只要高壓低於147mmHg，下壓低於94 mmHg，就有可能是健康者的論點。

此論點指出那些在過去被歸類為「高血壓患者」的人也有被解釋為健康的可能性存在，因此頓時在日本掀起諸如「那我之前幹嘛還要吃那些藥呢？」、「治療原本就沒甚麼意義嗎？」、

「我真的不需要接受高血壓治療嗎？」、「只要將血壓維持在高壓低於147mmHg，低壓低於94mmHg的範圍內，是否就不需要接受治療呢？」等議論。

而在本書最後，我也會提到造成上述傾向的背景，此處則是會先論及世人關注普遍高漲的情形。透過周刊雜誌的企劃，我得到了向世人闡述此問題的機會，而該期雜誌更是刷新了創刊以來最高的銷售數字。這可說是好幾年才有一次的大銷特銷，而看見各大報章雜誌、電視節目都跟著報導相關題材，這令我頗感玩味。

除此之外，STAP細胞所造成的「騷動」也是二〇一四年的一大話題。而我個人所受到的恐怕是與普羅大眾不同層面的強烈衝擊。換言之，我對於「女性研究者的世紀大發現」、「資料造假與論文引用不當」等媒體狂追猛打的話題就不是那麼關注了。

人們對這類具有高度專業性的醫療資訊抱持極大關注，並形成幾近「狂熱」的風氣，其背景才是我所關注的部分。對此我備受衝擊，畢竟過去我可從來沒想過，人們會對醫療抱持如此強烈的關注呢。

時至今日，STAP細胞已經成為了一個耳熟能詳的用語，但是退一步冷靜想來，再生醫療是醫學當中特別專業的部分，而STAP細胞又是其中更為尖端的領域，因此人們若是對此話題視而不見也是相當正常的事情。我想雖說iPS細胞的餘溫也造成了一定影響，但STAP的話題之所以會吵得沸沸揚揚，最大的基礎還是人們對於醫療的強烈關注。或許也因為如此，日本國民才會對ＳＴＡＰ細胞的相關話題投以炙熱眼光，進而給予強烈批判吧。

回顧過往歷史，二〇一四年發生了上述兩大事件。或許以下說法稍顯誇張，但是我認為這是日本人對醫療投以最大關注的年份，可以視為一個日本醫療史上的里程碑。

而在重新檢視資料之後，我發現醫療的確成為了許多人切身相關的話題，對此產生極大關注。首先，時下的確有越來越多人罹患疾病，此情形只要瀏覽日本厚生勞動省的《患者調查》報告就一目了然了。

時值二〇〇二年，日本國內的患者數估計有七百九十二萬九千人（調查當日的患者數，包含住院患者與掛號患者），而在最近二〇一一年調查時，患者數卻來到了八百六十萬一千五百人，較之前增加了8．5%。以疾病項目來看，癌症估計患者數由原本的三十四萬六千五百人，成長至三十六萬九千九百人；糖尿病估計患者數由原本的二十一萬九千九百人，成長至二十三萬兩千四百人；肌肉與骨骼相關疾病的估計患者數則由原本的九十五萬三千六百人，成長至一百零六萬四千九百人。

當自己或是周遭的親朋好友身體健康時，人們大多不想與醫療扯上關係，對醫療甚至可說是漠不關心；可是一旦自己或是親朋好友生病時，就只能正視自己在過去視而不見的醫療了。

除此之外，人們對醫療機構抱持不滿的情形也變得相當稀鬆平常。雖然醫療變得與自己切身相關也是其背景之一，但是在回顧過去十幾年的醫療史之後，我發現或許發生於二〇〇一年的東京女子齒科大學醫療事故，以及隨之爆發的隱瞞事件才是一大轉機。

在那之後，電視節目等媒體上陸續傳出對日本現行醫療不信任的聲音。時值二〇〇四年，作家山崎豐子以醫療過失做為題材的小說《白色巨塔》睽違二十五年再次被富士電視台翻拍為連續劇，並且獲得各界廣大迴響。之所以會造成上述情形，也是反映了世人對醫療所抱持的不安與不滿。除此之外，醫療訴訟的件數也在二〇〇四年，以及其後的年份迎來了巔峰。

根據日本厚生勞動省二〇一一年的《受診療行動調查》資料顯示，回答對醫療機關感到不滿的人已經攀升至31％。醫療曾經是多數日本人備感信賴的領域，但是曾幾何時，人們對醫療抱持不滿的情形竟變得理所當然了。

醫療是左右了經濟發展的要素之一，因此備受矚目，而這也是人們之所以開始對醫療抱持關注的理由所在。

這十幾年來，日本經濟受到頗大試煉。日本的GDP（國內總生產毛額）從二〇〇〇年前後就開始停滯不前，而一般家計所得也持續維持在遭到抑制的狀況。

任誰都能夠感受到健康保險與介護保險所造成的沉重負擔，畢竟患者數在這十年來持續增加，所需支付的醫療費用當然也會跟著水漲船高。也正因為要從逐漸乾扁的荷包當中擠出錢來，因此人們自然會想要將這筆錢用在具有意義的診斷以及治療上。現在存在有不少讓人們嚴格看待醫療的理由，卻幾乎找不到讓人們寬容看待醫療的理由。

我想或許媒體常常提及醫療以及醫療費用的問題也是一大原因。而日本二〇一一年的國民醫療費用高達三十八兆五千八百五十億日圓，攀升至國家年度預算的四成。眼下有許多企業都開始著手建立健康管理事業，而關於其後續趨勢的報導也常常是報章雜誌的熱門題材。看樣子，就在日本國民對醫療的關心持續高漲之際，健康檢查與STAP細胞等話題在最佳時機動搖了大多數日本人的內心。

而雖然日本國內沒甚麼人知道，但是就在這股嚴厲看待醫療的氛圍當中，美國也出現了令人頗感玩味的趨勢。目前日本人對於充斥著「無用」的醫療行為感到不滿，並追求有意義的醫療行為，對這些人來說，美國近年的趨勢可說是一大福音，其中充滿了可能幫助改善現狀的靈感。而在論及美國嶄新的趨勢之前，我想要先來談談醫療資訊方面的現狀。

氾濫的醫療資訊反而會令使用者陷入混亂

在開始提供諮詢服務給患者以及其家屬之後，我發現有許多患者以及其家屬會睜大眼睛搜尋網路上的醫療資訊。

換做是從前，人們在罹患疾病時，多半會奔走於書店或是圖書館，尋找數量有限的入門醫療書籍，或是試著翻閱晦澀難懂的專業醫療書籍。但是現在部落格等網路資源如同雨後春筍一般冒出，人們可以透過網路搜尋，收集來自世界各地的醫療資訊，即便是較為專業的醫療資訊也是如此。

事實上，來自「維基百科」的資訊也能做為某種程度的參考，而SNS（Social Network Sofwaret，網路社群）等服務也變得相當普及，因此就算直接在網路上詢問網友也能夠獲得回覆。若是能同時運用親朋好友的人際網路，或許就能夠得到精確度更高的醫療資訊。時至今日，醫療機關已經不再是人們獲得醫療資訊的唯一窗口，醫療資訊的界線早已截然不同，即便說獲得醫療資訊的窗口已然轉移到人們茶餘飯後的閒聊內容也並不為過。

但是氾濫的醫療資訊反而會令使用者陷入混亂。

最近有位年約五十多歲，長年從事糖尿病與高血壓等醫療行為的醫師對我說：

「在生病之後，患者大多會變得徬徨無助。雖說大家全都事先在網路上搜尋各種醫療資訊，但是醫療資訊屬於較為晦澀難懂的領域，因此一般人果然還是難以理解啊。這就跟我們跑去KTV唱歌時，因為歌曲數量太多，而不知道該唱哪首歌的情形有點類似。」

由於網路上充斥著大量的醫療資訊，導致患者無法自行消化吸收。這可不像是去KTV唱歌時，只要憑喜好點幾首過去的流行歌曲就好了啊。走到最後，患者將會先被網路龐大的醫療資訊所形成的漩渦給吞沒，而不會走到醫療訴訟的地步。而醫師必須具備足夠能力，藉此將患者從這股醫療資訊漩渦當中搶救出來。

以上述情形做為背景，美國開始出現嶄新趨勢。其內容乃是由醫療界人士身先士卒，打造出正確的醫療資訊指標，以幫助患者找到方向。

以美國內科醫師學會基金會（ABIM Foundation＝ＡＢＩＭ基金會）做為中心，七十一個美國的學會擬定依序發表其認為沒有必要進行的醫療行為，時至二〇一三年為止，已經有五十個學會發表其認為沒有必要進行的醫療行為了。該活動名為「Choosing Wisely（明智的選擇）」。

而活動中列舉出的問題小至稀鬆平常，大至具有高度專業性，範圍相當廣泛。參與該活動的眾學術團體正面觸及「醫師開了感冒藥給我家小孩服用，可是我真的有需要付一千日圓的錢去買藥嗎？」、「我因故去醫院看診，結果就做了ＣＴ檢查，這花了我快一萬日圓的錢，可真叫我難以釋懷啊！」、「每次我去某家診所看診時，醫師都會幫我做精密的聽力檢查，這可是一筆可觀的花費啊」等貼近生活的醫療問題，並列舉出沒有必要進行的醫療行為。

該活動開始於二〇一一年，考慮到之後陸續加入該活動之學會的所屬醫師數，全美幾乎有八成的醫師都通過自身所屬學會與該活動有所關聯，因此實質上這已經可說是一個舉國動員的活動了。目前被指出屬於「不建議之醫療行為」者已經超過兩百五十種了。而本書則是從該活動當中，挑選整理出一百種與日本也關係密切的醫療行為，並將之介紹給各位讀者。

由於活動方並沒有特別提出禁止引用的要求，因此本書乃是以 Choosing Wisely 當中的建議做為基礎，撰寫出第二章的核心內容。而即便各位沒有罹患這些疾病，但是在閱讀的過程當中吸收 Choosing Wisely 的思考模式也將使各位獲益匪淺。另外若是有提及相關文獻的部分，我就會對文獻內容進行較為深入的剖析。

除此之外，也容我事先聲明，隨著醫療研究的腳步，現在建議的醫療行為，在未來可能變成不建議的醫療行為；反之現在不建議的醫療行為，在未來也有可能變成建議的醫療行為。醫療研究的腳步可說是日新月異，但是我希望各位可以理解，Choosing Wisely 當中所發表的「不建議之醫療行為」都是美國醫師學會在發表當下所能做出的最佳考量了。

此外，我也盡可能透過補充說明，讓各位能夠理解書中專業術語所代表的意思。我相信即便是不熟悉醫療領域的人，也能夠透過閱讀本書，藉此理解醫療環境的現狀。

為了自己，也為了親朋好友，希望各位務必要以本書做為參考。

contents

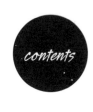

第二部

全盤揭露「一百種不願接受的醫療行為」 067

癌症

癌症以外的疾病

第一部

接受這種醫療行為，可沒辦法讓身體康復啊！

現在醫療費用已經膨脹到對國家財政造成壓迫的程度，但是效果欠佳的醫療行為卻遲遲沒有減少的傾向。為何沒有用處的醫療行為會持續蔓延呢？其背景究竟是甚麼？讓我們分別站在患者方，以及醫療提供方的角度來看看吧。

第一部

1

這些醫療行為真的有需要嗎？無用醫療行為帶來更多無用醫療行為的五大背景

我反對在接受醫療行為時，全盤交由醫師負責。譬如依醫師的想法在身上動刀，或是接受沒有必要的抗癌治療等等。患者本人也應該要確實研究自己罹患的疾病，並擬定詳盡策略，藉此做出最佳選擇。這是我的想法。

時值二〇一四年春季，我在新聞上看到女星川島直美女士罹患肝內膽管癌，正在接受治療的消息。川島直美女士於網路上建立有個人部落格，她本人也曾在該部落格上表示自己不知道該接受哪些醫療行為才好，因而感到徬徨無助。

「肝內膽管癌的課題在於診斷上的精確度。」就像是這份發表於二〇一二年的肝臟醫療報告所述，即便是對於學有專精的醫師來說，肝內膽管癌的診斷也是一大難題。因此要獲得正確答案可說是困難重重，但是從川島直美女士於部落格上的用字遣詞來看，可以窺見她想要努力追求答案的決心。相信不只是她，所有受到疾病折磨的患者都是如此。

許多患者都會抱持著「這些檢查以及治療真的有需要嗎？」這類簡單的疑問，因此身為醫療提供方，也必須正確且清楚地告訴患者，這些檢查與治療是有必要的。毫無疑問地，上述行為的必要性將會與日俱增。

在這裡，我想要先跟各位回顧當年我於醫療第一線採訪時，某些患者的經驗談，同時也會看到時下患者所面臨的典型問題。具體而言，我將會透過發生於癌症、心臟病、精神病、檢查、高齡者醫療的實際案例，讓各位一窺患者追求正確醫療行為的姿態、醫師等醫療從業人員無法回應患者要求的姿態，乃至於其中尚留待日本解決的課題。

除此之外，也請容我事先聲明，為了保護當事人的隱私，部分資訊已經過變造處理。

Curr Opin Gastroenterol. 2012; 28: 244-52.

實際案例 1

醫師間喬不攏是該動開腹手術呢？還是該做腹腔鏡手術？兩派意見令患者頓失方向

南野博先生（化名）於日本某家製造廠工作至屆齡退休，而在二〇一三年時，他即將年滿七十歲。但是在某次健康檢查之後，他被醫師宣告罹患了胃癌。

原本罹癌的結果就已經令他驚訝莫名了，而醫師突然就為他指定手術日期的行為更是令他咋舌不已。據醫師表示，由於手術檔期較滿，因此希望能夠將手術日期訂在兩週後。是兩週後啊——。

除此之外，醫師也對南野先生說明，手術時會採用「腹腔鏡」來摘除他的「一部分胃部組織」，而這種手術方式對於南野先生來說顯得有些陌生。據他本人表示，不管醫師再怎麼跟他說明，他對手術內容還是一頭霧水。我想對於許多被診斷為罹癌的患者來說，醫師說明病情時的速度感是種共通的恐懼呢。

原本南野先生也打算試著相信醫師的專業，但是在與家人討論治療的相關事宜之後，他的決心逐漸產生動搖。由於他希望能夠設法治癒自己的胃癌，因此不想要做出半吊子的選擇。但是做為一名沒有專業背景的患者，要自行判斷檢查以及治療的價值著實不易，南野先生與其家屬因此面臨艱難的抉擇。

日本每年罹患胃癌的患者數大約有十萬人，可說是日本人罹患機率最高的癌症。而雖說胃癌是一種常見的癌症，但是對於平常沒有在接觸醫療資訊的普羅大眾而言，要搞清楚胃癌的真面目仍然是相當困難的一件事情。

此時醫師也對南野先生表示：「如果你對手術方針感到不安，那麼你也可以去尋求第二意見（Second Opinion）。」所謂第二意見，就是前往其他醫療機構，尋求其他醫師站在第三者立場所提供的意見。

南野先生的女兒回憶道：「說好聽點叫做尊重患者的意見，說難聽點就是強逼身為醫療門外漢的患者與其家屬負擔艱難的選擇。或許直接接受醫師建議的治療會比較輕鬆，但是患者與其家屬很難這麼做啊。」就患者看來，這甚至可能成為一種「將判斷全數推托給患者」的行為，進而衍生出新的煩惱。

南野先生與其家屬也是如此，他們在迷惘該如何選擇的同時，也不得不重頭開始學習「何謂胃癌」、「胃癌治療」等基本面的知識。

而醫師雖然也提供了胃癌治療的基本選項給他們，但是對於未曾接觸過醫療的普羅大眾而言，就連這類基礎的內容也無法聽進腦海裡。

腹腔鏡的定位是「實驗性醫療」

首先，針對極為早期的癌症，醫師會從患者口腔伸入內視鏡，透過所謂的「內視鏡手術」來治療患者。此時醫師會使用能夠通過內視鏡管線的微小手術器具，切除病變組織，並縫合手術傷口。

而南野先生的癌症病情則已經進展到難以透過內視鏡手術加以應對的階段了。若是癌細胞還僅止於胃部黏膜組織的話，還可以透過內視鏡手術予以切除，但是此時癌細胞已經擴散到內側黏膜之外的外側了。因此在治療上，醫師必須進行所謂的「切腹處理」，從腹部外側切開南野先生的腹壁以及胃壁，才能夠切除病變組織。

南野先生則必須選擇「開腹手術」與「腹腔鏡手術」其中一種方法來切開腹部。

傳統開腹手術會在腹部切出一道較大的切口後，切除患者已經罹癌的胃部組織。目前仍有為數眾多的醫師認為，傳統開腹手術比腹腔鏡來得確實而有效。

相較之下，腹腔鏡則是以器具在腹部開一個「小洞」，並將器具插入該小洞中切除病變組織，過程中不會對腹部造成較大切口。這是一種以細長器具切除病變組織，並加以縫合的手術方法。由於切開腹壁的範圍較小，因此有疼痛較輕微、術後復原速度較快等優點。

除此之外，為了切除罹癌的胃部組織，也必須要決定切除胃部的範圍。而選項又分為完全切除胃部組織的「全胃切除」，以及切除部分胃部組織的「部分胃切除」等兩種。

由於全胃切除能一次性地切除罹癌組織，因此手術的確實性較高；但是部分胃切除讓患者在術後仍保留有一定的胃部功能，因此就營養吸收面來看是較好的選擇。而在動手術前，醫師要以癌細胞擴散的範圍做為標準，判斷該為患者動全胃切除手術，還是部份胃切除手術。此時的前提在於醫師能正確地判定癌細胞擴散的程度，而在判定的正確性上也存在有不確定因素。

於是南野先生與家屬詳加討論，希望能夠從中理出頭緒。他的家屬也滿懷不安，雖然也試著在網路等處蒐集資料，但是仍然處於一知半解的狀態。

隱隱約約地，他們意外發現似乎就連具備專業知識的醫師們，也很難得出該動全胃切除手術，還是部份胃切除手術比較好。

於是最後南野先生只得前往其他家專業的癌症醫院尋求第二意見，並在之後決定直接在該家醫院接受開腹手術，切除部分胃部，而不是在原先的醫院接受腹腔鏡手術。

事實上，針對開腹手術與腹腔鏡手術何者較佳，就連醫療界也遲遲難以得出結論。例如在二〇一四年，日本神奈川縣立癌症中心的研究團隊提出一份報告，其中指出開腹手術與腹腔鏡手術在患者負擔、營養吸收面並未存在有落差。原本大家都認為腹腔鏡手術對於患者的負擔理應較小，但有時候也會出現與此認知相違背的意外結果。全球醫療界正持續對此一大難題持續進行驗證。

雖説醫療界尚未對開腹手術比較好，還是腹腔鏡手術比較好的疑問得出結論，但是普羅大眾卻沒甚麼人知道這件事情。而在日本胃癌學會所提出的醫療指引當中，則將腹腔鏡手術定位在「實驗性醫療」。

想要引進全新醫療技術的醫師們希望能夠以腹腔鏡手術做為胃癌治療的標準治療方針，但是與持不同意見的醫師們仍然遲遲難以取得共識。除此之外，腹腔鏡手術在安全性方面也並非堅若磐石。時值二〇一四年的四月到五月，千葉縣癌症中心爆發了醫師在為患者進行腹腔鏡手術之後，患者接連死亡的事件。同樣的醫療糾紛也時有所聞。

而南野先生在動手術時，也發生了預料之外的情形。由於執刀醫師在開腹後判斷癌細胞擴散的範圍較大，因此當下就將治療方針改成進行全胃切除手術。相較於該醫院當初所提出的治療方針，「在開腹之後，進行全胃切除手術」一事可説是與前者完全相反。

透過南野先生的案例，我們可以發現，當患者被診斷為罹癌時，就會突然面臨艱難的抉擇。除了胃癌以外，其他癌症，諸如：子宮頸癌、胰臟癌、攝護腺癌等癌症在動手術時也都必須面臨抉擇。相信今後在動胃癌手術時，當事人還是會不斷面臨該動腹腔鏡手術比較好，還是該做開腹手術比較好，以及該做全胃切除手術比較好，還是該做部分胃切除手術比較好等抉擇，因而備感煩惱。

Ann Surg Oncol. 2014 Feb 6.

實際案例2

疑似罹患「布魯格達氏症候群」，越是找資料，不安越是倍增！醫師並未充分說明導致患者陷入極度混亂！

接下來讓我們來聊聊心臟病吧。這是詹姆士先生（化名，三十歲）的親身經驗。他曾被指出可能罹患了一種名為布魯格達氏症候群（Brugada syndrome）的遺傳性心律不整疾病，隨時都有可能突然喪命，因此令他時刻曝露在死亡的恐懼當中。

詹姆士先生是一位任職於日本東京都某企業的美國人，雖說之前在接受健康檢查時，他也曾經被指出在心電圖上小有異狀，但是醫師也都表示這並不構成甚麼嚴重問題。

但是從二〇一三年春季的某天開始，他就常常會在日常生活當中感覺心臟強烈跳動，由於有點擔心，於是他前往東京都內的醫療機構接受醫師診斷。診斷結果顯示詹姆士先生可能罹患了一種他聞所未聞的疾病——「布魯格達氏症候群」。

在接受了二十四小時不離身的「霍特心電圖」檢查之後，醫師指出治療方針是在三個月後再次來院接受檢查，並表示他可能罹患了布魯格達氏症候群。

該醫師在尚未確診的情況下，將「罹病的可能性」告知詹姆士先生，這可讓他吃足了苦頭。

或許除了本處提到的詹姆士先生以外，也曾經有其他人聽到醫師指出自己可能罹患某種可怕的疾病，結果就在不甚了解的情況下，陷入了煩惱的深淵當中，遲遲難以自拔。乍看之下，現在的資訊來源相當發達，因此患者也可以自行搜尋資料，藉此獲得有關於疾病的真實資訊，但事實上，這往往是幾近不可能的事情。

在初次前往該醫院接受診斷時，醫師為詹姆士先生回答了一些與該疾病有關的簡單問題，在此之後，詹姆士先生有好長一段時間都在肉體以及精神上備受煎熬。

癥結點在於，該位醫師並未確實對詹姆士先生說明疾病的判斷依據以及他的罹病背景。於是詹姆士先生在之後就透過網路搜尋，專心致志地搜尋與該疾病有關的資訊。而找到的資訊都顯示這是一種「發病原因不明的遺傳性心律不整疾病，患者有猝死的風險」，以致他的不安越發強烈。

而在進一步使用網路搜尋之後，找到的資訊則顯示他必須動手術在體內埋設以電流作用消除心律不整的裝置，藉此避免猝死。過去他未曾產生「自己可能會有生命危險的感受」，但是卻在日本這塊異國土地，突然其來地被迫正視死亡，還要在沒有真實感的情況下接受手術。於是他感覺心亂如麻，難以理出頭緒，無論是診斷方針，乃至於治療方針都難以擬定。這讓他的不安感受持續增加，能夠幫助減輕不安感受的資訊是一個都沒有。

而在初次接受診斷的一個月後，他突然在日常慢跑時昏厥，這形同是雪上加霜。事後他被救護車緊急送往醫院接受診斷，但是院方也查不出造成昏厥的原因。對於詹姆士先生來說，則篤定自己是罹患了布魯格達氏症候群，這也讓他心中對死亡的恐懼變得更深一層。之後他即便只是感冒，也會懷疑之所以會出現頭痛、咳嗽等症狀，全都是布魯格達氏症候群在作祟；就算是過度換氣、輕微的手指麻痺也會令他感到狐疑不已，甚至是流手汗都會令他在意。

所謂疑心生暗鬼，他也因此在這段時間內前往複數醫院接受診斷。若是一開始看診的那位醫師能夠確實跟他說明，他就不用多走這麼些冤枉路了。

在複數的醫療機構當中，也有醫師指出「你身體沒啥問題啊」……

之後詹姆士先生陸續前往腦科、內科、心臟內科等門診看診，試圖拂拭對自己身體狀況的疑慮。過程中他也曾接受腦部檢查，結果醫師卻斷定他的腦部「沒有問題」。但是由於他已經先入為主地認為自己的身體有問題，該結果反而讓他心中的不信任感變得更加強烈。

而壞消息更是接連傳出，那位在一開始就指出他可能罹患布魯格達氏症候群的醫師，在半年之後又再次鄭重指出他可能罹患布魯格達氏症候群。此時在多方求醫之後，詹姆士先生得知有一種名為「藥劑負荷試驗」的選項，此試驗能夠透過投以作用於心臟血管的藥劑，藉此調查心臟的反應，於是他向該位醫師詢問是否可以接受該試驗，但是對方卻判斷無須進行該實驗。

於是詹姆士先生選擇前往其他醫療機構接受藥劑負荷試驗，而新的醫師給出的診斷結果顯示他「沒有罹患布魯格達氏症候群」。之後詹姆士先生再次前去找一開始那位醫師看診，並出示上述資料，結果該位醫師也改口說「你果然沒有罹患布魯格達氏症候群」。

這讓他不由得無語問蒼天，不知道自己之前到底為什麼要跑去這麼多家醫療機構看診。而即便苦惱程度不會像詹姆士先生一樣強烈，但只要是健康曾經出問題，必須仰賴醫療力量的人，或許也曾經體驗過相同的徒勞感呢。在徒然浪費金錢、時間，並備感不安之後，無論是患者方，還是醫療提供方，最後都只會留有空虛感。

在本案例當中，詹姆士先生受到魯格達氏症候群的折磨，這是一種醫療界於一九九〇年代所提出的嶄新疾病。最近醫療界也有出現了某些趨勢，內容是將與心電圖變化與布魯格達氏症候群類似的疾病群稱做「擬表型布魯格達氏症候群（Brugada phenocopy）」等等，全球的研究者現正熱烈議論，究竟如何區別真正的布魯格達氏症候群，以及與其類似的疾病群。針對此問題，就連醫師本身都無法得出結論，卻突然將此問題拋給並未具備專業背景的患者，患者根本不可能加以應對啊。

在上述狀況當中，醫療提供方與患者方就像是在打一局互相都看不到對方底牌的撲克牌。醫療提供方在對患者方講解病情時，沒有展示自己的手牌；而患者方則設法揣摩醫療提供方的手牌。結果導致誤解與混亂叢生，進而造成對醫療提供方的不信任感。就像是這樣子，醫療提供方與患者方無法就病情達成共識的情形也是衍生出無用醫療行為的理由之一。

Annals of Noninvasive Electrocardiology 2012;17.299-314.

實際案例3

世界上已經沒有所謂的「亞斯伯格症候群」，因為「有關人士」胡思亂想而造成罹病人數增加的不合理現實

有論點認為「某些疾病是可以被人為製造出來的」。最近有越來越多人指出精神病的領域存在著上述問題。許多患者都深受精神病折磨，而精神病當中卻藏有某些曖昧不清的部分。

案例之一就是「亞斯伯格症候群」，此病名在二〇〇〇年的某段時期甚囂塵上，下面就讓我們來看看它究竟是怎麼一回事吧。在這股趨勢當中，甚至有醫學報告指出音樂家莫札特也是亞斯伯格症候群患者，我想或許各位讀者當中也有人聽過這件事呢。

亞斯伯格症候群是如此地備受矚目，但是最近此疾病的病名卻從美國的診斷標準當中消失了，各位要知道，美國的診斷標準可是被做為全球醫療界的參考啊。

而即便是在病名從診斷標準當中消失之後，仍然不時有人拿「我家的孩子是亞斯伯格症候群嗎？」這類問題來詢問我。有一位正就讀於幼稚園的川上小朋友（化名）的家長也是如此。他的智力水平優異，但是不擅與人相處，這被認為是「亞斯伯格症候群」的特徵。

World J Cardiol. 2014;6:81-6.

當我向他的家長指出，美國的診斷標準被全球的醫師做為參考，而亞斯伯格症候群已經從該診斷標準當中消失了之後，對方頓時驚訝地睜大雙眼。

容我向各位說明，當美國精神醫學會於二〇一三年推出新版的DSM（精神疾病診斷暨統計手冊）時，亞斯伯格症候群已經被從其診斷標準當中拿掉了。現在亞斯伯格症候群已經被歸納為「自閉症系列障礙」（autistic spectrum disorder），但或許普羅大眾都不知道亞斯伯格症候群這個病名已經消失了呢。而家長當然也必須要考慮自家孩子有罹患自閉症系列障礙的可能性，但是當聽到自己過去視為問題的疾病突然消失時，仍然有不少家長感到驚訝不已。他們的心中都會產生「咦？疾病竟然也會消失哦？」等疑惑。

而我本身則在一開始就對亞斯伯格症候群這個疾病抱持有違和感。最大的理由在於，直到亞斯伯格症候群這個病名消失為止，我還是摸不清亞斯伯格症候群究竟是怎樣一種疾病，就連判定標準也不甚明確。即便國外也有專業的醫學報告指出，被判定為亞斯伯格症候群患者的人在特徵上有所落差。如果無法明確定義問題所在，自然也就無法把這稱做問題，同時也無法加以應對了。

在精神病的領域當中，存在有不少病名會出現改變的曖昧部分，譬如此處提到的亞斯伯格症候群就是其中典型。之所以會這麼說，是因為除了美國精神醫學會的DSM以外，每當世界衛生組織WHO所制定的ICD（國際疾病分類）改版時，各種精神病會再次受到評估，有時其內容也將會出現改變。譬如當亞斯伯格症候群於二〇一三年版的DSM當中消失的同時，也有超過一百種的全新精神病診斷名因為DSM改版而於該年「誕生」呢。

刻意創造出疾病的醫療業界

之所以精神病會留有曖昧不明的部分，乃是因為對於精神病來說，並不存在實用的血液檢查與影像檢查。放眼全球，目前也仍然沒有人可以運用客觀的數值，來診斷精神病領域的疾病。由於醫療界還沒有辦法明確掌握因為正常感情變化所造成的憂鬱症狀，以及屬於精神病範疇的憂鬱症之間的界線，因此在診斷精神病時，醫師只能夠以患者有無症狀，以及症狀組合、自己身為醫師的專業知識與經驗等做為基礎，來幫助判斷患者的病情，其中無可避免地會留有主觀性的部分。而即便是同一位患者，不同醫師有時候也會給出不同判斷。

因此有關人士以及團體也就有了行使自身影響力的餘地。

不知道各位是否有聽過「販賣疾病（Disease Mongering）」這個說法呢？對於某些從藥品以及檢查等醫療行為當中獲得利益的個人以及團體來說，會以利益最大化做為目的，因此他們會想方設法地增加符合某種疾病條件的患者數量，這是一種「創造出疾病的趨勢」。

譬如只要擴大憂鬱症的解釋範圍，醫師在診斷有憂鬱症症狀的患者時，過程可能就會較為草率，進而開立無用的藥物給患者服用。事實上，原本與親朋好友生離死別所造成的憂鬱症狀並不會被診斷為憂鬱症，但是DSM於二〇一三年改版之後，上述症狀也變得有可能被診斷為憂鬱症，因此美國媒體業界也提出了藥廠陰謀說的論點。既然因與親朋好友生離死別所造成的憂鬱症狀屬於正常範圍內的情感變化，因此人們也能夠從中得出憂鬱症診斷範圍已經變得太廣的解釋。

每當醫師開立憂鬱症藥物給患者服用，藥廠與醫療機構就可以從中獲得更多利益，而即便抑鬱症狀並非真正的憂鬱症，憂鬱症藥物仍然對此症狀有效，因此人們的觀點可能也會從原本的「生病時才服用藥物」，逆轉成「只要在服藥之後產生療效，就代表自己是生病了」。究竟誰能夠遏止人們肆意創造疾病的趨勢呢？我害怕人們就這樣對憂鬱症屬於腦部疾病的可能性視而不見，氾濫地將之概括為曖昧的精神病。而對於沒有醫學背景的普羅大眾來說，則很難洞悉這類診斷基礎面的脆弱部分。

我想當被醫師診斷為罹患「精神病」時，很少人還能夠維持愉悅心情吧。正因為如此，若是醫師還隨意將患者診斷為罹患精神病，患者方對於醫師等醫療提供方的不信任感就會變得越發強烈。而除了憂鬱症之外，最近如成人的雙極性情感障礙、孩童ADHD（過動症）等疾病在診斷上也持續出現相同問題。

而自從二〇一三年起，日本厚生勞動省在原本的癌症、腦中風、急性心肌梗塞、糖尿病之外，又再加入精神病，合稱為「五大疾病」。以疾病所造成的經濟損失規模來看，精神病所造成的損失規模凌駕於其他四種疾病。根據日本厚生勞動省的估計，其損失金額竟高達兩兆七千億日圓，因此日本地方政府在推動地區保健計劃時，也必須連帶擬定精神疾病的相關對策才行。

不僅止於精神病，疾病當中都潛藏有所謂的「隨意性」，亦即代表說，只要異常的標準改變，患者數量也將跟著增加。以血壓為例好了，只要將血壓異常的範圍設定地更廣，那麼原本血壓正常的人就會跟著被認定為高血壓。而在醫療的世界當中，隨時可能出現這種重新「審視」疾病罹病標準，藉此讓特定人士牟利的情形。因此我們若是不時刻意識到疾病的判定依據，就有可能被這些特定人士給「蒙在鼓裡」了。

正因為這是一個至關重要的問題，因此我才希望能夠重新確認讓人們掌握疾病診斷依據，以及其不確定性的意義。

J Med Biogr. 2013 Sep 27.
Autism. 2012;16:465-86.

實際案例 4

CT檢查潛藏在善意下的惡意陰影 規避責任的醫療側增加患者的暴露風險

孩童不小心撞到頭，因此大哭大鬧，而在送醫接受CT檢查（電腦斷層檢查）之後，發現並沒有甚麼問題，家長也因此鬆了一口氣……。相信即便不是與醫療業界關係密切的人，或許也曾聽過上述情形呢。

事實上，以患者的角度看來，CT檢查是一項很容易對醫師的意見全盤相信的醫療行為。

北山小朋友（化名）居住於關東地區，現正就讀幼稚園，而他的家長曾經跟我提到以下經歷：某天北山小朋友意外用力地撞到頭部，因此被送往急診，醫師為他排定了CT檢查。但由於北山小朋友在過程中不斷搗亂，因此醫師只得放棄CT檢查，改拍攝X光片，並得到其腦部沒有異狀的結果。回憶起該經歷，不由得令其家長稍稍狐疑，認為會不會在一開始，北山小朋友就沒有需要接受CT檢查了。

根據放射線醫學總合研究所這個日本的公家機關表示，相較於患者每次接受X光檢查的放射線曝露量為0.06mSv，患者每次接受CT檢查的放射線曝露量則為5～30mSv，可說是相當地高。除此之外，東京電力公司於二〇一四年發表福島第一核能發電廠作業員所接受的放射線曝露量資料，根據該資料顯示，作業員於二〇一三年十二月的放射線曝露量巔峰值為10mSv左右，與CT檢查的放射線曝露量說是在伯仲之間啊。

根據日本放射線醫學總合研究所指出，科學上尚未釐清每次接受CT檢查會對健康面造成何種負面影響，但是推測結果顯示CT檢查對健康面造成負面影響的風險不會超出吸菸、飲食、病毒。雖說如此等，我仍然對接受CT檢查一事感到憂心不已。

CT檢查在日本醫療界相當盛行，而雖說沒有正確的實施件數統計資料，但是根據迄今為止的報告顯示，光日本國內的CT檢查設備就多於一萬台，每年的實施件數更達到四千萬件之多，這在全球各國當中也是相當突出的數字呢。

誠如上面提到北山小朋友的案例，其實最近我也很常聽到有人懷疑是否該接受CT檢查的聲音。一旦患者有因故撞到頭部、昏厥、頭痛等情形時，日本的醫師就會宛如家常便飯般地為患者實施CT檢查。正因為如此，日本每年的實施件數才會高達四千萬件之多。但是在國外，卻有研究團隊提出其研究成果，認為「盡量不要實施CT檢查比較好」，就像是在向醫療界拋出「我們真的應該實施CT檢查嗎？」的質疑，因此備受醫療界矚目。

這讓CT檢查染上一層負面色彩，但是卻遲遲無法傳入普羅大眾的耳裡，不禁令我稍感不可思議。

在此情況之下，英國的馬克．S．斯皮爾斯等人於二〇一二年發表的研究，以及澳洲的約翰．D．馬修於二〇一三年發表的研究受到了極大關注。前者與後者分別以約十八萬位，以及約六十八萬位曾經接受過ＣＴ檢查的年輕人做為研究對象，調查了他們罹癌的風險。

英國的研究結果顯示相較於未曾接受過ＣＴ檢查的對照組，實驗組罹患血癌以及腦癌的機率增加了三倍之多。雖說血癌以及腦癌都不是常見的癌症，因此做為絕對值較小，但是此研究數據仍是前所未見的，因而受到全球性的矚目。除此之外，澳洲的研究結果也顯示實驗組罹患癌症的機率上升。

當然上述研究並非全盤否認ＣＴ檢查的價值，只是希望要求醫療從業人員能夠自制，不要隨意實施ＣＴ檢查。

而我個人則認為，在醫療界積極實施ＣＴ檢查的背景之下，存在著三個癥結點。

首先是所謂「保險為上」的觀念，有某部分的醫師會希望以ＣＴ檢查的影像做為參考，藉此意外發現重症患者，或是避免自己因為漏看某個毛病而造成醫療糾紛等。

即便醫師本人也知道可能性微乎其微，但是患者仍有萬分之一的機會出現腦出血，如此一來醫療提供方就得扛起責任了。而就患者的角度看來，自己得要為了那微乎其微的可能性而冒險讓身體曝露在放射線下，但是若是不接受ＣＴ檢查，也有可能遺漏重大的問題，因此也難以抗拒醫師實施ＣＴ檢查的建議。

而「檢查費用」也是癥結點之一。對於醫療機構來說，實施ＣＴ檢查自然可以獲得利益，雖說患者有曝露於放射線下的風險，但是足以致命的問題卻不可能會立即出現。因此醫療機構也比較不會有動機去避免實施CT檢查。

最為重要的癥結點則是「無知」。直到最近，醫療界終於開始重視CT檢查導致患者曝露於放射線下的問題，但是說到底，若醫師與患者不認為CT檢查會產生風險，自然也就沒有避免實施的理由了。而若只是普羅大眾不知道CT檢查的風險，那還在所難免，但是就連醫療提供方的素質也是良莠不齊，並未確實將上述資訊推廣至整個醫療業界。

提供醫療行為自然都能夠創造利益，但是在此同時也將伴隨著風險。由於所接受的醫療行為也將影響患者支付的費用，因此在提供醫療行為時，醫療提供方應該將包括其優點以及風險等兩個面向的正確資訊告知患者。基本上，醫療行為都帶有善意的外表，但是其背後存在有惡意時，我就不能默不作聲了。

Lancet. 2012;380:499-505.
BMJ. 2013;346:f2360.
J Radiol Prot. 2014;34:E1.

實際案例 5

做胃造廔的高齡者為何絡繹不絕？臨終醫療所導致的無用醫療行為

我曾經拜訪過收容有高齡者的醫院，並看見令人咋舌不已的情形。那是死亡已經近在咫尺的「臨終醫療」現場。該院工作人員帶領我參觀睡有多位高齡者的區域，而在覺得失禮之餘，我也感受到了一股異樣感。

具體而言，我親眼看到了「胃造廔」這個在高齡者的醫療現場困擾著許多患者的醫療行為。所謂胃造廔，係指一種當患者無法自行經口攝食時，醫師於其肚臍處打洞，並由該洞伸入一條用來傳輸營養液到胃部的導管，藉此幫助患者補充營養的方法。而當一個人無法經口攝食時，我直覺地就聯想到「這個人的壽命已經走到盡頭了」。

此時患者泰半都被拘束在病床上，其中意識已經渾渾噩噩的人也不在少數，同時也有不少人罹患了失智症，看起來幾乎是毫無生氣。另外有些高齡者看起來更是孤苦無依，親屬似乎並沒有每天來探視他們。對此我雖然也有耳聞，但是卻沒想到狀況會如此嚴重。

每到用餐時間，護士就會將複數的袋子吊掛於推車上，並調配出外觀酷似稀優格的營養液。接下來護士會將這些袋子與營養液送至各個病房，並將營養液灌入患者胃部。透過吸收營養液的營養，患者得以延長性命。而為患者補充營養的目的相當單純，就是要延長他們的壽命。即便我說這是一種「為了讓人們重新思考延命醫療之意義的醫療行為」也不為過。

不僅是我所訪問的小型醫院有胃造廔的問題，胃造廔更已經成為全國性的問題了。根據全日本醫院協會於二〇一一年做的調查，推測在日本全國透過胃造廔來獲取營養的患者人數已攀升至二十六萬人，其中又以高齡者為中心。許多人就這樣透過胃造廔管獲取營養，並徒然度過餘生。

由於患者本身已經失去判斷能力，因此院方會根據患者家屬的判斷，決定是否要為患者做胃造廔。各位要知道，只要這個世界上有多少高齡者做了胃造廔，就有多少患者家屬在生活當中抱持著如：「患者本人是否也想為了生存而做到這種地步呢？」、「讓患者維持這種狀態來延長其壽命真的好嗎？」等疑問。

而高齡者每年都可獲得高額的年金以及津貼給付，這是時常被專家學者指出的問題背景。特別是當這位做了胃造廔的高齡者在退休前任職於大企業，或身為已去世之舊軍人的眷屬（譯註：日本於二戰後改憲，目前只剩下自衛隊，故此處所稱之舊軍人為改憲前參軍者）時，此問題會更為嚴重。由於只要患者本人活著，其家屬就能夠獲得金錢給付，因此即便大家心中都清楚該終止透過胃造廔為患者提供營養，藉此讓患者有尊嚴地走完人生，但是在做判斷時仍然會權衡考量金錢面的利益得失。

而對於醫療提供方來說，上述情形已經構成社會問題，因此也很難做出正確判斷。若是醫療提供方自行終止透過胃造廔為患者提供營養，那麼後續患者家屬就有可能為了金錢利益而向院方提出抗議。相信日本全國都有醫師因此捲入醫療糾紛。因此不管是患者方或是醫療提供方，都無法在判斷時將高齡者本身放在第一順位。

胃造廔對於在年輕的時候罹患腦中風，之後身體活動出現障礙的患者相當有效，但是在另一個方面，不應該用來為超高齡者延長壽命，這已經是行之有年的觀念了。之所以仍如此病態地為高齡者做胃造廔，乃是因為大家都沒辦法下「不要為患者做胃造廔」的決定，而患者本身也因此被迫捲入上述的混亂狀況當中。

時值二〇一二年，日本老年醫學會統整出應該謹慎考慮，或是中止包含胃造廔在內之諸般臨終治療的見解。但這並非是斷定地給出結論，因此人們必須繼續摸索的狀態仍然沒有改變。

高齡者在罹患失智症之後，已然失去正常的判斷能力，我認為讓這些高齡者躺在病床上，徒然接受來自營養液的營養絕不理想。說到底，要由醫師等醫療提供方對患者延長壽命的問題下決定著實不易，因此最後還是得靠家屬來下決定。

臨終醫療已經單純成為與正統醫學相駁斥，充滿諸多問題的無用醫療行為，而同樣的問題也發生在人工透析（洗腎）以及人工呼吸器等臨終醫療上。

Am J Gastroenterol. 2001;96:2556-63.

※　　※　　※

回顧至今介紹的患者案例，既有患者在選擇治療胃癌的方法時，被混亂的治療方針給耍得團團轉；也有患者因為「疑似」罹患布魯格達氏症候群而變得緊張兮兮。

而精神病則具有心理疾病特有的曖昧部分，這部分構成了不少問題；另外最近有關CT檢查風險的報告內容也沒有被確實傳達給患者方。最後，以社會問題做為背景，那些在高齡者醫療當中被判斷為無用的醫療行為仍然遲遲難以消失。

我們可以說，患者目前身處於伸手不見五指的「黑盒子」狀態，只能夠不斷自行摸索，藉此設法消除心中的誤解與不安。於此過程當中，患者也可能會因為諸般受挫而產生不滿，最後因為某個導火線而對醫療提供方提出抗議。而若是抗議的方式過於極端，宣洩自身不平的程度過於嚴重時，則會被稱做「怪物患者」。

而醫療提供方則對這類怪物患者戒慎恐懼、備感厭惡，因為怪物患者無所不在。若非如此，近藤誠那措辭如此強烈的著作《不被醫生殺死的47心得》也就不會在日本熱銷達一百萬冊了。令人意外地，我們的生活周遭其實充滿了造成醫療提供方與患者方衝突的種子。

看完這些患者方的考量，我們可以發現患者方與醫療提供方之間的資訊落差乃是造成問題的根源所在。在諸般醫療場合當中，沒有確實擬定對策的情形都令人感到焦慮不已，因此我希望可以幫助患者方弭平這些資訊落差。

而醫療提供方自然也有他們的考量，下面就讓我們進一步看看醫療提供方有何問題吧。

為何不停止無用的醫療行為呢？醫療提供方說不得的大人考量

回顧那些對醫療行為抱持煩惱的患者經驗談，或許會讓人產生一種「醫師等醫療提供方都在欺負患者」的印象。但是對於醫療提供方來說，自然也不可能會想要提供無用的醫療行為給患者，那麼為何又會出現一些無用的醫療行為呢？

此時可能的情形主要有兩種，第一種是醫療提供方在進行某種醫療行為時，已經清楚知道該醫療行為沒甚麼意義；第二種則是在進行某種醫療行為時，心中模模糊糊地知道該醫療行為沒甚麼意義。最後其實還有第三種，那就是在進行某種醫療行為時，連醫療提供方本身也不知道該醫療行為沒甚麼意義。

首先讓我們來想想第三種情形，這代表醫療提供方沒有第一時間更新相關的醫學知識。各位很容易認為無知是「講不明又道不清的」，已經屬於程度上的問題，雖說沒有掌握過於老舊的醫學知識也構成了問題，但即便是確實掌握老舊醫學知識的醫師，也不代表能夠完美掌握全新的醫學知識啊。總之我只能夠跟各位說，頻繁更新醫學知識一事相當重要。

這是一個頗為重要的問題，因此醫療提供方也必須建立起一個容易接收醫學新知的制度，這點至關重要。目前日本醫學會等團體也正努力打造一個幫助醫師終生教育與再教育的制度，但是在相關準備上仍有所欠缺，因此醫療提供方也必須設法將此制度推廣至全國各地。

另一方面，有時候醫療提供方則可能已經知道某種醫療行為沒甚麼用處了。這種情形處理起來或許會更為棘手。或許醫療提供方會矢口否認上述情形，但這卻是會實際發生的情形。基本上，造成上述情形的元凶基本上有兩種，第一種是「醫療提供方想要追求利益」，另一種則是「醫療提供方想要迴避風險」。

事實上，只要動手術就能夠增加收益

首先，醫療機構的經營問題會是醫療提供方想要追求利益的動機之一。

例如當醫療機構處於只要做越多檢查與治療，就可以賺越多錢的狀況時，就有可能為了提升營業額與利益而進行過度診斷與過度治療。而醫療機構所提供的醫療行為則很容易受到經營問題所左右。無可否認地，若是提供過度的診斷與醫療行為，其中就會產生無意義的部分。

雖說每種檢查與治療的問題都不盡相同，但是只要觀察日本診療報酬的趨勢，就可以發現經營上的利益會對醫療提供方的制度造成影響，並構成了醫療制度的問題。

時值二〇〇六年度，日本的診療報酬制度改訂後，發生了某醫療體制在全國急遽增加，跌破眾人眼鏡的案例。此案例所產生的問題與患者因病而短期住院時的住院費用有關，由於日本厚生勞動省規定，只要院方建立起每七位住院患者就配置有一位護理人員的體制，每天就可以額外申請一萬五千六百六十日圓的住院費用。結果導致日本國內的醫院床位原本只有四萬床，在二〇一四年時卻來到了遠超各界預測的三十六萬床。

這可說是過度的檢查與治療。或許乍看之下，各位會覺得患者能夠在奢侈的制度下接受醫療服務是相當理想的一件事情。但相反地，患者卻也有可能因為接受過度的檢查與治療，而導致身心遭受多餘負擔，乃至於無法將費用花在真正必要的檢查與治療上。為避免上述情形，各位必須建立起「過猶不及」的觀念。

畢竟有時候過度的檢查與治療甚至會導致患者去世。

在距離現在不久之前的二〇一三年，有專家學者指出「末梢動脈疾病（PAD）」這種大腿至腳趾尖的腿部血管變窄的疾病在治療上存在有問題。醫師在治療此疾病時，會在患者的血管內植入一種名為「支架」的金屬網狀支撐物，藉此撐開變窄的血管，而此治療卻是事故頻傳，於是日本血管外科學會的醫師幹部們便向世人揭發「不適切的治療甚至可能致死」的實態。

隨著動脈硬化的症狀加劇，患者腿部血管將會越變越窄，最後血液就蓄積於血管當中。症狀嚴重時，腿部的血液循環將會完全停止，導致皮膚與肌肉細胞開始壞死，最糟甚至會被迫截肢保命。為了防止上述情形發生，醫療界開始於全球各地推廣採人工方式拓寬腿部血管的治療。而上述醫師們則認為，有許多醫療機構積極地針對沒有出現症狀的患者實施ＰＡＤ治療，這點乃是個問題。

照理來說，醫師必須在患者出現疼痛、行走障礙等症狀時，才可以實施ＰＡＤ治療。但是某些醫師卻在患者沒有需要時，就在其血管內植入異物，反而導致其症狀惡化。以致之後有許多患者前去求助於血管外科的醫師，其中甚至出現死亡的案例，於是終於開始有醫師希望喚起醫療界對上述弊端的重視，而這就是事件的始末了。

而也有不少任職於醫療現場的醫師表示，之所以這類血管治療能夠被堂而皇之地實施，乃是因為醫療機構在經營面上存在著某些問題。更有醫師明確指出「只要增加動手術的次數，就能夠變相提升醫院的績效」一事。

在日本治療ＰＡＤ時，每進行一次血管治療，就要花上約二十萬日圓。反過來看，這類治療對醫療機構可說是珍貴的收入來源呢。由於在患者血管內植入支架的ＰＡＤ治療對身體所造成的負擔比較輕，導致醫師因為這個原因進行此治療的情形也不在少數，結果造成過度治療被推廣於世。

在心臟等血管方面的治療當中，使用導管所進行的治療也因為相同理由而有容易被推廣於世的傾向。

而醫療機構當然不可能說自己是為了賺錢，才增加檢查與治療的數量。若是將這種不可告人的真心話給攤在陽光下，那麼我想在網路上一定會傳得沸沸揚揚。如此一來，醫療機構的生意就可能變得門可羅雀。因此這種造成醫療問題的趨勢，總是會無聲無息地擴展開來。

醫療提供方至今仍與企業掛勾

醫療界與以藥廠為中心的企業掛勾，此情形也是醫療提供方過於追求利益所造成問題的案例之一。

而所謂的「掛勾」也存在有程度上的差異。

根據美國的報告指出，某些醫師幹部負責決定國家層級，乃至於國際層級的檢查與治療方針，而這類手握大權的醫師幹部與企業掛勾的情形儼然成為問題。由這類醫師幹部所編撰的醫療指引乃是全球醫師的指標，而雖說不同的報告存在有程度上的落差，但是保守估計這類醫師幹部至少有50％都與藥廠簽訂有顧問契約、協助其進行醫藥研究，或是持有該藥廠股票，進而產生利害關係。

針對這類醫療指引的公正性，社會上也不時會掀起批評的聲浪。畢竟若是藥廠透過向醫師幹部提供利益，進而讓重要的檢查與治療方針出現偏頗，那可是極其嚴重的問題啊。譬如在過去，美國精神醫學會就曾經在編撰診斷標準時，被有關當局追查是否有與藥廠掛勾的問題。

而藥廠竄改臨床研究數據的問題也構成了世界性的大醜聞。最近瑞士藥廠——諾華（novartis）於日本的分公司就涉嫌竄改了使用於高血壓處方用藥廣告的數據。也因為上述的數據竄改疑雲，導致醫療界對日本高血壓學會於醫療指引上的建議內容產生了疑義。除此之外，該藥廠的血癌治療藥物也被指出藏有弊端。就連武田藥品工業這家備受信賴的藥廠也在廣告上引用了與方針不符之學會所發表的數據，同樣的問題在國外可說是稀鬆平常。

以個人的角度看來，企業贈送事務用具與食品的行為可說是家常便飯，不足為奇。因此乍看之下，美國報告指出每四位醫師就有三位醫師曾經收過企業所贈送的便當，以及每四位醫師就有一位醫師收過企業所贈送之精美禮品的情形並不構成甚麼問題。

由於最近日本國內加強了對業界團體的管制，因此企業提供筆、月曆等禮品的情形也乍然停止。上述變化甚至在醫師的圈子當中成為熱門話題，只要改變看事情的角度，原本已經習以為常的事實也將出現翻天覆地的變化。而醫師從交情較好的藥廠業務處收受利益，因此優先開立特定藥物給患者服用的案例也時有所聞。

當A藥物與B藥物在藥效等方面並未存在太大差異時，醫療提供方與藥廠掛勾的情形更容易會浮出檯面。市面上存在有複數藥物都具有相同藥效，彼此間沒有太大差異的情形並不罕見，如：降壓劑、降膽固醇劑都存在有這類情形。而醫師也會認為藥效差不多的話，就不會構成甚麼問題，因此為了幫熟識的藥廠拚業績，而開立該藥廠的藥物給患者服用。

思考上述問題時，我常常會以巧克力磚做為案例。我想對於消費者來說，明治的巧克力磚與LOTTE的巧克力磚在口味上其實並沒有太大差異，因此廣告宣傳才會至關重要。「掛勾」二字聽起來或許有點難聽，但是各位只要把它也想成是廣告宣傳的一環就行了。

無論如何，若是開立不同藥物不會對治療效果造成影響那還好講，但若是會對治療效果造成影響，可就是個無法視而不見的問題了。除此之外，即便藥物在藥效上並無太大差異，但若開立不同藥物會導致醫療支出增加，則仍然會造成患者以及國家財政的困擾。

PLoS One. 2011;6:e25153.
Int J Radiat Oncol Biol Phys. 2004;59:1477-83.
Arch Surg. 2010;145:570-7.
PLoS One. 2014 ;9:e92858.
PLoS One. 2012;7(12):e46505.

為何會有越來越多孕婦進行剖腹產？

有的時候，醫療提供方會為了避開醫療風險，而投向沒有必要之醫療行為的懷抱。

譬如雖說有資料指出，只要在撞到頭部之後，沒有出現麻痺等嚴重症狀，就無須接受CT檢查，但是CT檢查仍然橫行於日本各地。而在罹患感冒的時候，只要呼吸道沒有出現細菌感染，就沒有必要服用抗生素，但是在感冒時服用抗生素的情形仍然宛如理所當然般地擴散於日本各地。

之所以會如此，醫療提供方擔心「患者若是腦內出血，自己在之後會遭到苛責」、「患者的感冒症狀若是快速惡化，將會因此導致嚴重肺炎」等問題的姿態乃是原因所在。由於擔心在醫療過程中的些微風險，醫療提供方因此反應過度，並投向沒有必要之醫療行為的懷抱。

令人意外地，這也導致了剖腹產在世界各國都有增加的傾向。根據美國的資料顯示，美國於二〇〇三年採剖腹產的孕婦比率為26％，但是在二〇〇九年時已經攀升到了36．5％。而日本國內採剖腹產的孕婦比例似乎也正遵循著類似軌跡向上攀升當中。

當然，醫療提供方希望避開孕婦與胎兒生產前後遭遇風險的趨勢也是導致上述傾向的背景之一。

由於當陰道產的時間拉長時，處於低氧環境的新生兒出現腦性麻痺的風險也會隨之增加，而剖腹產能夠讓新生兒在一定時間內出生，因此變得越來越流行。單純來說，剖腹產是一種醫療機構擔心被孕婦以及其家屬控告，因而採取的安全策略。而對於醫療機構來說，若是在孕婦生產上出紕漏，因此被提出醫療訴訟，那麼將會大大損傷自身形象。與其在陰道產時出意外，以致被告上法院，剖腹產會是一個更妥當的選擇。

而生產的確伴隨著風險，根據公益財團法人，日本醫療機能評價機構的婦產科醫療補償制度營運委員會所提出的資料指出，日本每一千位新生兒，就有一～三人有罹患腦性麻痺的機率。只要是經手大量分娩手術的醫師，都必須面臨此事實。

但是剖腹產也並非完全沒有風險，由於過程中也會造成大出血或是感染的危險，因此應該要避免進行無用的剖腹產。

根據美國的報告指出，在伴隨著高度風險的生產方面，有越來越多採剖腹產的案例，其中根據孕婦本人意願進行剖腹產的案例也越來越多。當然了，若是孕婦本身的骨盆尺寸較小，或是胎盤位置有問題時，醫師就應該要採用剖腹產，但是就我看來，醫師在沒有必要的情況下，為孕婦做剖腹產的案例也有增加趨勢。

而醫療提供方因為分娩失誤而被患者方控告的案例也並不罕見。雖說日本發起了全國規模的補償制度，因此消弭了患者控告醫療提供方的情形，但是在分娩時出現意外的狀況仍然沒有改變。雖說如此，就此將剖腹產視為康莊大道，進而逃避為孕婦做陰道產的行為也並不妥當。

而雖說不像剖腹產的案例一樣淺顯易懂，但是各個診療科都會為了「保險起見」，而為患者進行檢查以及治療。有的時候，醫師其實早已知道這些檢查以及治療無法幫助「患者康復」的情形也不在少數。

Obstet Gynecol. 2011;118:29-38.

3

消滅「治不好人的醫療行為」吧！起始於美國的消滅無用醫療行為活動

美國醫療界發起了一個「只追求必要之醫療行為」的活動。

綜觀全球，不斷增加的醫療費用在各國都構成了問題。不少專家學者亦指出，隨著人口高齡化以及醫療科技日新月異，讓醫療費用上漲的程度更加嚴重。實施適當的醫療行為，並確保國民福利一事可說是勢在必行，而容許無用之醫療行為存在的空間也變得越來越少。目前美國正是面臨上述局面。

美國每年的醫療費用逼近三兆美元，相當於約三百兆日圓，若是我說日本每年的醫療費用為四十兆日圓，各位是否就能夠了解這是規模多麼巨大的花費了呢？當然了，美國與日本在人口上存在有差異，且由民間保險負擔的部分也較多，因此難以單純地比較兩者不同，但是毫無疑問地，美國的醫療費用是遠超日本的天文數字。

美國在二〇〇〇年左右時，每年醫療費用的成長率達到了8％上下，相較之下，在發生金融危機後，每年醫療費用的成長率則降低至3％上下，而有關單位希望能夠進一步地抑制醫療費的成長率。另一方面，以患者人數來看，美國政府多年來懸而未決的「國民健康保險」終於從二〇一三年正式走出第一步。因此專家學者也認為，現在可說是重新審視美國醫療型態的最佳時機。

「歐巴馬健保」是消滅無用醫療行為的起因

曾經大家都說美國的醫療費用乃是「天文數字」，甚至連日本外務省都曾表示需注意美國高額的醫療費用，介紹諸如：「在美國紐約曼哈頓因急性闌尾炎而住院時，需花費七萬美元（約七百萬日圓）」、「在美國因上臂骨骨折而住院時，需花費一萬五千美元（約一百五十萬日圓）」等案例，建議旅居美國的日本國民加入民間醫療保險，以避免負擔高額的醫療費用。

乍看之下，在美國大家都必須加入醫療保險才行，但是根據統計顯示，約有略少於兩成的美國國民，也就是五千萬人未曾加入醫療保險。於是在總統歐巴馬的主導下，政府建立起了國民健康保險制度，希望能夠提供更加寬廣的醫療服務，藉此幫助這些沒有加入醫療保險的社會弱勢者。

時值二〇一三年，美國政府通過了俗稱「歐巴馬健保（Obamacare）」的醫療保險制度改革法，以此為契機，也開始推動一個讓五千萬名沒有加入醫療保險的社會弱勢者加入該醫療保險制度的計畫。美國政府的目的在於，對所有國民都課以加入醫療保險制度的義務，但同時也設定自費負擔醫療費用的上限，並去除保險金額的上限，藉此讓低收入族群也能夠較為容易地利用醫療保險。

由於美國從未有過所謂的國民健康保險，因此國內也有許多人提出反對導入國民健康保險的意見。譬如共和黨是在美國國內與民主黨相抗衡的在野黨，該政黨反對導入國民健康保險，認為這樣做會導致國家必須增加使用於醫療費用上的稅金，這件事可說是相當知名。總而言之，醫療保險就是如此逐漸滲透於美國社會。

美國的醫療費用已經處於穩定狀態，而導入國民健保無非只是成為讓醫療費用再次增加的要因。因此當醫療費用增加時，美國社會就會響起希望能夠更加有效運用醫療費用的聲音。

在此之前，美國的民間保險，以及美國官辦高齡者醫療保險（Medicare）、美國官辦低收入戶醫療保險（medicaid）負責擔任「監督醫療費用增加的角色」。而管理式醫療（managed care）則是其中定位特別明顯的制度。誠如其字面意思，保險人必須與特定的醫療機關搭配，負責「管理」患者所接受的醫療服務。

此制度在排除沒有根據的醫療服務之餘，支付保險金的方式也從原本根據患者所接受之醫療行為來決定保險金支付金額的「按服務付費」，改變成依照如：糖尿病、急性闌尾炎手術等疾病項目，支付固定之保險金的「概括性付費」。在此制度的監督之下，若是醫療機構為患者進行無用的檢查與治療，就會造成自己的損失，因此讓醫療機構改革的難度降低。

此外，也有專家學者指出，之所以醫療費增加的比率在金融危機爆發後獲得控制，不只是因為患者變得比較少去看診，醫療機構的效率變好也是原因之一。對保險人來說，所支付的保險金自然是越少越好。當保險人想到歐巴馬健保將在今後成為保險金增加的一大要因時，就會更加無法允許多餘的醫療行為，也因為去除了多餘的醫療行為，進而得以抑制保險金的支出。

臨床研究的結果讓醫療常識驟變

實證醫學ＥＢＭ(Evidence-Base Medicine)的觀念已然滲透於美國醫療界，在醫師等醫療提供方當中可說是相當普及。

所謂ＥＢＭ係指醫師根據臨床研究之結果，判斷某種檢查與治療是否具有意義的趨勢，ＥＢＭ等三個英文字母分別代表「Evidence（實證）」、「Base（基於）」、「Medicine（醫學）」。此趨勢也是美國醫療效率化的背景之一。ＥＢＭ更讓「醫療行為的價值」變得清楚可見。

近十年來，醫療界在提供醫療行為時開始講求根據，這也讓醫療現場出現翻天覆地的極大變化。在醫療界開始以臨床研究的結果作為判斷標準之後，原本某些被認為是「正確」的治療常識遭到全盤否定，更因此出現了好幾個顛覆全球醫師既有知識的案例。

讓我來介紹其中一個有名的案例，那是研究團隊於二〇〇二年提出的臨床研究結果，該結果顛覆了治療「心房顫動」這個心臟疾病的方法。

所謂心房顫動，係指一種心跳紊亂，且感到心悸的疾病。原本醫師們都相信，只要開立「幫助維持竇性心率」的藥物，藉此調整紊亂的心跳，令心跳節奏維持在正常狀態，就能夠幫助治療心房顫動。因此全球的醫師總是不厭其煩地開立這類藥物給心房顫動的患者服用。

但是研究團隊於二〇〇二年發表的臨床研究結果卻完全與醫師們過往的期待背道而馳。

原本醫療界認為這類幫助心跳節奏恢復正常的藥物具有「防止患者死亡的效果」，但是研究團隊以接近四千位患者做為實驗者，檢測這類幫助心跳節奏恢復正常的藥物是否有效後，卻推翻了上述論點，更提出了這類藥物「完全沒有效果」的結論。之後日本在進行相同研究時，也否定這類幫助心跳節奏恢復正常的藥物具有效果。最後導致醫師開立這類藥物處方的情形大量減少。

時至今日，醫療界在議論某種醫療行為是否有效時，提出臨床研究結果（是否具有科學依據）的行為已經變得理所當然。而所謂科學依據也會根據信賴度的高低排序，專家的個人經驗與見解在該排序中敬陪末座。這也代表醫界正對過往種種做出反省，因為以前大學教授等具影響力的醫師所提出的個人看法，常會左右醫療方向，導致許多患者蒙受錯誤的醫療行為所害。而相較於醫師的個人看法，過去的統計數據更加值得信賴，因此「世代研究（cohort study）」等追蹤一定人數之患者後續的病情發展，並加以驗證的結果在上述排序當中名列前茅。

而隨機對照實驗（Randomized Controlled Trial, RCT）則是將一定人數之患者隨機分為複數組別，並改變實驗條件，追蹤比較各組別患者後續的病情發展，此實驗在上述排序當中也是名列前茅，備受矚目。

最後，在上述排序當中排在首位的則是「系統性文獻回顧（systematic review）」，這是一種統整複數隨機對照實驗之數據，並採概括性驗證的「後設分析（meta-analysis）」。

只要全球醫療界在這方面的研究繼續發展，並有了嶄新發現，全球的醫療常識就會繼續出現變化，也會有全新的醫療常識被認可。

而由於這些科學依據較為雜亂，令醫師難以掌握其中所蘊含的資訊，因此各專門學會也試著整理這些科學依據，並編寫為醫療指引書以供醫師參考，但是要完全掌握這些科學依據的全貌仍是頗為不易。為了改變上述情形，醫療界希望能夠打造出一股趨勢，讓醫師們能夠掌握這些科學依據，進而提供正確的醫療行為給患者。而這股值得矚目的趨勢終於在有志人士的促成下現世，並急速擴展開來。

N Engl J Med. 2002;347:1825-33.

列有諸般無用醫療行為，令人備受衝擊的列表

時值二〇一一年，美國內科醫師學會基金會提出了「希望以科學依據做為基礎，幫助改變現有醫療環境」的理念。這是一個由美國醫師們所組成的非營利組織，成立目的是促進高水準的醫療服務普及於世、改善醫療服務的性價比、消弭醫療提供方與企業掛勾的情形等。

於是該組織發起了一個名為「Choosing Wisely（明智的選擇）」的活動，在此活動的號召下，七十一個美國的學會都共襄盛舉。而基本上，每個參加該活動的學會都要提供五項他們認為沒有需要的醫療行為。除此之外，美國醫師總計約有六十餘萬人，而隸屬於這些學會的醫師總數多達五十萬人，相當於全美醫師的八成。

該活動在美國發起一事具有象徵性的意義，這代表隨著人們議論歐巴馬健保的風聲越演越烈，同時也越來越關注醫療效率化的議題，而全美醫師也正團結一致，致力排除非必要的醫療行為。

乍看之下，醫師等醫療提供方會覺得該活動對自己的診療行為造成束縛，並誤以為這會導致醫療利益減少，但事實上並非如此。許多醫師都只想要對患者實施必要的醫療行為，因為若是一股腦兒地將有限的醫療費用挹注在無用的醫療行為上，就會導致原本必要的醫療行為資金短缺。而設法排除無用的醫療行為，也可以幫助創造醫療提供方的利益。

此外由於全球醫療界的醫療標準都追隨著美國，因此這個由美國組織所發起的活動更受到了全球性的矚目。

而癌症領域也是該活動所提到的項目之一。譬如美國癌症中心以非營利方式協助美國國家癌症資訊網（NCCN）擬定檢查與治療的方針，而該方針也被視為全球醫師在癌症醫療方面的模範參考。而美國臨床腫瘤醫學會（ASCO）這個對美國癌症醫療擁有強大影響力的學會也參加了本次的活動。

除此之外，美國腸胃病學會（AGA）在全球消化器官領域具有領頭羊的地位。該學會每年會與其他幾個學會聯合舉辦名為「美國消化疾病週（DDW）」的學術研討會，該研討會乃是全球最大規模的消化器官研討會，會使用網路等途徑，將與消化器官有關的諸般資訊提供給世界各地的人，在醫療界相當廣為人知。而美國腸胃學會也參加了本次的活動。

即便是精神病的領域，美國精神醫學會也參加了本次的活動，該學會負責製作使用於全球精神疾病之診療的「精神疾病診斷與統計手冊（DSM）」。此外，美國心臟病學會、美國婦產科醫學會、美國小兒科學會、美國整型外科學會等超一流的學會也名列參加活動的行列。

時至二〇一三年，已經有五十個醫療學會認定約兩百五十個醫療行為是屬於「沒有必要的醫療行為」，而在二〇一四年之後，其他的醫療學會也將繼續認定其他沒有必要的醫療行為。除此之外，參加該活動的醫學會也有可能繼續增加。

而全球醫療界也追隨著這股趨勢展開行動，目前「Choosing Wisely」這個活動已經被推廣至包含英德等國在內的歐洲諸國、澳洲、以色列等國家。我們也無法否定日本會在今後搭上這股趨勢的可能性，若是這股趨勢正式推廣於日本各地，想必會對日本產生極大衝擊吧。

那麼有關於「Choosing Wisely」之全貌，我將會留待第二章再向各位詳述。

第一部　接受這種醫療行為，可
　　　　沒辦法讓身體康復啊！

消滅「治不好人的醫療行為」吧！
起始於美國的消滅無用醫療行為活動

第二部

全盤揭露「一百種不願接受的醫療行為」

以科學角度看來，有不少醫療行為的效果都留有疑問，即便醫師以及患者相信這些醫療行為是「有效的」。在第二章，我將會逐一向各位介紹美國專門學會所提出的「一百種不願接受的醫療行為」，保證聽完會讓各位瞠目結舌。

「Choosing Wisely」活動發源於美國，目的是要放逐無用的醫療行為。而在第二章，我將要帶各位來看看，在該活動當中提到的醫療行為內容，以及這些醫療行為之所以無用的根據。原活動官網以各學會為單位，列舉出約兩百五十種的無用醫療行為，而本章則又從中挑選出特別膾炙人口的一百種無用醫療行為介紹給各位。此外我也統整歸納了某些學會重複提到的內容。此處我稍微採集了其中的部分內容讓各位先睹為快，詳情則留待後面再述。相信此處介紹的內容也能夠活用於日本，乃至於其他國家的醫療環境。

「為篩檢肺癌而接受CT檢查幾乎沒有任何意義。」（美國胸腔醫師學會、美國胸腔學會）

→除了年約五十五～七十四歲的重度吸菸者以外，CT檢查的效果都很差。

「沒有罹患精神病時，不可以貿然開立抗精神病藥給年輕族群服用。」（美國精神醫學會）

→相較於有限的治療效果，年輕人服用抗精神病藥會提升腦中風、猝死、巴金森氏症的風險，可說是弊大於利。

「每十年做一次大腸癌內視鏡檢查就綽綽有餘了。」（美國腸胃學會）

→只要不是大腸癌的高風險族群，罹患大腸癌的風險就較低，即便頻繁接受大腸癌內視鏡檢查也不易發現罹癌組織。

「睪固酮濃度正常的勃起障礙患者，在治療時不可以使用睪固酮。」（美國泌尿科醫學會）

↓睪固酮能夠增加性慾，但是卻不能加強勃起能力。

「超高齡者不可以降低膽固醇值。」（美國醫療指導學會）

↓超高齡者的膽固醇越低，則死亡率越高。

「腰痛時，在六週內接受影像檢查也沒有用。」（美國家庭醫學會）

↓若非腰痛已經持續六週以上，就無法透過檢查掌握造成腰痛的原因，只會白費檢查費用。

「罹患攝護腺癌時，接受質子治療幾乎沒有意義。」（美國放射線腫瘤醫學會）

↓目前尚無任何調查結果與根據顯示質子治療對攝護腺癌有效。

「四歲以下的幼童罹患感冒時，不可以服用藥物。」（美國小兒科學會）

↓感冒藥對四歲以下的幼童幾乎無效，反而會產生比成人更加嚴重的副作用。

「罹患類風溼性關節炎時，接受MRI檢查也沒有用。」（美國風濕病醫學會）

→其實只要靠診察與X光檢查就能夠確實診斷出病情了。

首先，我會跟各位談談在諸般疾病當中屬於嚴重問題的癌症，接下來則會看到除了癌症以外，潛藏在各個疾病領域當中的諸般問題。此外，我也會根據日本醫療環境的現狀，觸及花費在各疾病上的醫療費用。由於日本醫療法有所限制，因此廣告內容不可以明確標註醫療費用。而官網則屬於灰色地帶，因此有些醫療機構會在官網上標註，但是大部分的醫療機構都不會在官網上標註醫療費用。而本書當中所提到的費用相信可以做為各位在日本就醫時的參考。

除此之外，書中提到的金額基本上只是粗略計算的醫療費用總額。之所以會這麼做，是因為根據醫療機構不同，患者同時接受的處理以及檢查項目將會有所差異，而在制度變更時，每個項目的請款金額也會出現變化，除此之外，如尖端醫療等保險給付的對象範圍也會不斷變化，因此這些金額僅供參考，但是相信在日本就醫時已經可以幫上不少忙了。

在一開始，各位可以先從自己關心的項目開始閱讀。而在閱讀結束之後，隔一段時間再翻閱本書時，相信也會得到嶄新發現。醫療的世界可說是博大精深，隨著時間流逝，相信各位對問題的認知將會出現變化，感興趣的項目也將隨之改變。

那麼下面就讓我們來思考，哪些診療項目、治療項目、預防項目才是患者真正需要的吧。

癌症

癌症的種類各式各樣，會發生於腹部、生殖器、皮膚等身體部位，而它們被通稱為癌症。此處我會根據在日本受關注的程度，以及患者數量多寡等條件，帶各位看到一些在癌症治療上能夠做為參考的部分。首先就讓我們從攝護腺癌這個在日本持續增加的醫療問題開始看起吧。

不願接受的醫療行為1

【攝護腺癌】

應避免為檢查是否罹患攝護腺癌，而隨意接受PSA檢查

美國家庭醫學會、美國老年醫學會、美國臨床腫瘤醫學會

「爺爺好像罹患攝護腺癌了啊。」

這是在日本稀鬆平常的對話，但是在另一方面，各位可擁有「即便罹患攝護腺癌，也不太會致死」的常識呢？

已故的知名高爾夫球選手杉原輝雄死於二〇一一年，他在罹患攝護腺癌之後，仍然以現役選手的身分活躍在球場上好長一段時間，這段故事至今仍為人所津津樂道。而從確診為罹患攝

護腺癌之後，他又活了十年以上的時間才去世，以第三者的角度來看，我們很難知道罹患攝護腺癌一事究竟對他造成了多少影響。而日本諧星間寬平曾參加攝護腺癌啟發活動，至今距離他確診為罹患攝護腺癌也已經過去了好長一段時間。

攝護腺癌可說是一個廣為人知的疾病。攝護腺是人體製造精液的部位，可說是一個精子悠游於其中的「泳池」。而攝護腺這個負責製造精液的組織很容易罹患癌症。

「PSA檢查」則是一種相當知名的攝護腺癌診斷方法。所謂PSA乃是「攝護腺特異性抗原」的簡稱，這是一種只生成於攝護腺的蛋白質。透過血液檢查，可以發現PSA是否逸散於血液當中。而當血液中的PSA含量增加時，患者就有罹患攝護腺癌的可能性，因此全球各地的醫師都廣泛地為患者進行PSA檢查。此時醫師乃是以早期發現癌症，藉此早期切除罹癌組織，進而避免死亡做為前提。

但是在那些參加ABIM基金會的學會當中，美國家庭醫學會、美國老年醫學會、美國臨床腫瘤醫學會等學會都口徑一致地在「Choosing Wisely」活動上提出「應避免為檢查是否罹患攝護腺癌而進行PSA檢查」的方針。

其中美國家庭醫學會就在活動上提出「應避免為檢查是否罹患攝護腺癌，而隨意進行PSA檢查與觸診」的看法。

該學會說明，臨床實驗已經明確證實，進行PSA檢查將會導致過度診斷。並指出「即便攝護腺長腫瘤，對患者的害處也不大」，而在罹患攝護腺癌之後，患者因此死亡的案例也很少。

另外該學會也提醒患者，接受攝護腺治療的害處相當顯著，而醫師在進行ＰＳＡ檢查時，則必須事先對患者說明，並獲得同意。所謂害處，係指明明患者下半身其他部位沒有問題，但是醫師卻可能會為了取出罹癌的攝護腺組織，而在手術過程中不小心對這些部位造成傷害。此外由於手術對身體的負擔較重，因此患者也有可能在術後喪失性功能，這同樣是相當嚴重的問題。

而在日本進行攝護腺手術時，患者必須負擔全額三成的醫療費用，大約是三十萬日圓。而即便尚未進行治療，若醫師判斷患者需要接受精密檢查時，就必須做組織切片檢查，這同樣需要花上十萬日圓左右，對患者的身體乃至於經濟都造成了沉重負擔。

即便透過ＰＳＡ檢查發現患者罹患了攝護腺癌，攝護腺癌的害處也並不大。或許每年確診為罹患攝護腺癌的人數都持續攀升，但是以整體數據來看，死亡率並沒有甚麼變化。當然或許有人會認為能夠發現自己罹癌就該謝天謝地了，但是死亡率沒甚麼變化可是透過臨床研究所得出的結果之一呢。

在二〇〇〇年代的後期，到二〇一〇年代，美國與歐洲的臨床研究都得出了幾乎相同的結果。

譬如美國有一個名為「PLCO研究」的研究，在為期十三年的研究期間內，調查了七萬七千人。這是一個規模相當龐大的研究，當中將實驗者分為兩組，其中三萬八千多人每年接受攝護腺癌的PSA檢查，另外三萬八千多人則不會每年接受PSA檢查。結果發現在研究期間內，每年接受PSA檢查的實驗者當中有四千兩百五十人罹患了攝護腺癌，沒有每年接受PSA檢查的實驗者當中則有三千八百一十五人罹患了攝護腺癌。以比率看來，前者相當於每一萬人有一〇八．四人罹患攝護腺癌，後者則相當於每一萬人有九七．一人罹患攝護腺癌，亦即代表每年接受PSA者罹患攝護腺癌的比率較高。

但是在前者與後者當中，每一萬人當中死於攝護腺癌的人分別為三．七與三．四，以統計分析的結果來看並沒有太大差異。因此PLCO研究的結論在於指出，不管是否接受PSA檢查，都無法起到防止患者死亡的效果。

而在歐洲的研究當中，則得出了透過PSA檢查僅能夠預防20％的患者因罹患攝護腺癌而死亡的結果。而根據臨床研究的結果加以計算，得出的數據顯示為了防止一個人因為攝護腺癌而死亡，就有一千零五十五人必須持續接受PSA檢查達十一年。如此一來才能夠發現三十七人罹患攝護腺癌，並防止其中一人因為攝護腺癌而死亡。或許各位會認為PSA檢查仍是有意義的，畢竟它還是成功防止一個人因為攝護腺癌而死亡，但是就美國的學會看來，這根本是「殺雞用牛刀」的浪費之舉。也就是說，相較於進行如此大規模的複雜檢查，所得到的好處卻完全不成正比。

在上述報告問世之後，許多專家學者都指出實施PSA檢查只會造成過多負擔，特別是美國的專家學者更是如此。

高齡者不該接受PSA檢查

除此之外，也有人提出「根據剩餘壽命的長短，有時候患者其實無須擔心甚麼攝護腺癌。因為光是擔心也於事無補」的看法。

美國臨床腫瘤醫學會是全球癌症醫療的領頭羊，而該學會在「Choosing Wisely」當中表示「面對平均剩餘壽命已經低於十年，且沒有出現排尿困難等與攝護腺有關之症狀的男性患者時，醫師不可以進行PSA檢查」。

該學會回憶道，由於只要靠血液檢查就能夠診斷患者是否罹患攝護腺癌，因此開始有許多醫師不厭其煩地實施PSA檢查。並指出「PSA檢查的確在一些沒有症狀的男性身上發現了早期攝護腺癌」。但是在另一方面，該學會也惋惜地表示「不幸地是，PSA檢查果然還是沒甚麼益處。因為在攝護腺癌患者當中，也有不少人的PSA值並不高，而有的時候即便沒有罹患攝護腺癌，患者的PSA值也會大幅上升」。

例如良性攝護腺肥大這種狀態也是導致PSA值上升的要因之一。除此之外，誠如PLCO的研究結果，患者接受PSA檢查與否並不影響他們是否會因為攝護腺癌而死亡。因此即便接受PSA檢查，也不代表就能夠長命百歲，此事實也是美國臨床腫瘤醫學會等學會否認PSA檢查的背景所在。

而這些學會在根據統計數據進行判斷之後，將「平均剩餘壽命低於十年的男性高齡者無須接受PSA檢查」一事視為重點。這是因為這類男性高齡者死於其他原因的可能性超過死於無症狀的攝護腺癌。這些學會認為，即便上述的男性高齡者接受PSA檢查，也無法延長壽命，因此自然就沒有接受PSA檢查的必要了。

而儘管剩餘壽命已經來日無多，但是只要在檢查當中出現不好的結果，仍會對患者造成負擔。除了學會之外，美國公家機關的美國預防服務工作小組（U.S. Preventive Services Task Force, USPSTF）也在二〇一二年時將攝護腺癌PSA檢查的推薦度設定為最低。並強調「實施PSA檢查並沒有意義」。

因此或許日本，以及其他世界諸國也應該要在實施檢查時，考量到患者的平均剩餘壽命，還有檢查所伴隨的風險等因素。美國老年醫學會認為，除了PSA檢查之外，在進行乳癌以及大腸癌的檢查時，也必須要考量到患者的平均剩餘壽命、檢查所伴隨的風險，以及是否進行了過度的診斷以及治療等部分。

癌症檢診並非只有益處，有時候也會在短期內產生某些風險，但是令人意外地，普羅大眾卻沒甚麼人知道這件事情。有時在接受癌症檢診之後，反而會引起併發症呢。除此之外，醫師也有可能對不會造成性命危害的腫瘤做出過度的診斷，或是過度的治療。誠如前面所述，在十一年的期間內，為了防止一個人死亡，就必須要對一千零五十五位男性實施PSA檢查，並治療其中三十七位攝護腺患者。

而根據研究指出，不管是乳癌或是大腸癌，若是想要在十年的期間當中防止一個人死亡，就必須要對一千人實施檢查。但若當事人的平均剩餘壽命低於十年時，進行癌症檢診可說是有害無益。因此患者在接受檢查時，必須具備正確考量風險與報酬的觀點。

J Natl Cancer Inst. 2012;104:125-32.
N Engl J Med. 2012;366:981-90.

不願接受的醫療行為2

【攝護腺癌】罹患早期攝護腺癌時，無須檢查癌細胞是否轉移至骨骼

美國臨床腫瘤醫學會、美國泌尿科學會

由於攝護腺被包覆於骨盆當中，因此一旦罹患攝護腺癌，患者就會擔心癌細胞增生，並轉移至骨骼。普遍而言，當患者發現癌細胞轉移至骨骼時，心中都會感到有些不妙，此時患者或

許會想要接受更為全面的檢查。但是美國臨床腫瘤醫學會卻強調，醫師不該以PET與CT等使用有放射線核種的檢查，來為患者實施骨骼轉移檢查（骨骼掃描檢查）。PET檢查（正子造影檢查）乃是使用含有放射性物質的醣類，藉此調查醣類消耗旺盛的罹癌部位。而在諸般使用放射性核種的檢查項目當中，也有某些檢查使用了容易聚集於骨骼的放射性物質。

當癌細胞已經轉移至骨骼時，患者多半都會憂心不已，但是根據臨床研究結果看來，顯示「罹患轉移風險較低的早期攝護腺癌時，檢查癌細胞是否轉移至骨骼的行為具有意義」的依據過於薄弱。

除非癌症病情已經發展至某種階段時，檢查癌細胞是否轉移至骨骼才有意義。以專業術語來說，所謂轉移風險較低的攝護腺癌就是處於「癌細胞還停留於包覆攝護腺的被膜當中」、「進行血液檢查後，代表攝護腺癌罹患可能性的PSA值尚低於10ng／mL（※1）」、「接受針刺切片（※2）後，以腫瘤組織的類型來判斷惡性度的『格里森分數（Gleason score）』在滿分十分當中低於六分（※3）」等時期的攝護腺癌。

若是在此時進行無用的影像檢查，除了會對患者的身體造成負擔之外，後續又會衍生出嶄新的問題，譬如：進行無用的放射線治療、誤診等。因此美國泌尿科學會除了限制醫師隨意對罹患轉移風險較低之攝護腺癌的患者實施癌症骨轉移檢查之外，也說明了「在轉移風險較低的早期攝護腺癌患者當中，幾乎沒有人被檢查出有癌症骨轉移的情形」一事。

順帶一提，由美國泌尿科學會，以及美國國家癌症資訊網（NCCN）所推出，被視為國際性癌症醫療標準的醫療指引當中，也詳細註明了不需要進行癌症骨轉移檢查的標準。該標準為「剛被診斷出罹患攝護腺癌時，PSA值低於20·0ng／ml」、「格里森分數低於六，可以透過病歷與體檢判斷沒有出現骨轉移時」。

相反地，當攝護腺癌的浸潤範圍較廣，癌症分期為中後期，癌症分級為中高級時，就必須檢查癌細胞是否轉移至骨骼。

而雖說日本的自費負擔比例被抑制在三成，但是檢查費用仍高達五萬日圓左右，對患者的負擔絕對不輕。我希望患者能夠在必須的範圍內接受檢查，而理所當然地，醫師與患者所採取的處理也會讓檢查項目跟著改變。

※1　健康男性的PSA值多半低於4ng／mL，10ng／mL已經算是偏高的數值了。

※2　以略粗於一般注射針，直徑落在1～2mm的針刺入攝護腺，採集患者的前列腺組織。由於進行此切片檢查時，必須先為患者做全身麻醉，並在會陰（陰囊與肛門之間）的數個部位下針，因此將會對患者造成身體與精神上的負擔。而所採集的組織則會被放在顯微鏡下觀察，藉此確認當中是否有癌細胞存在。

※3　格里森分數拿到六分，代表癌細胞的惡性度為中等。而雖說惡性度較低，但患者仍然罹患了癌症，因此較難對此分數做出正確判斷。

【攝護腺癌】

罹患轉移風險較低的攝護腺癌時，應避免隨意開始進行治療

美國放射線腫瘤學會

普遍而言，人們都會認為當發現罹患癌症之後，要「立刻接受治療」。但是也有另一派人認為，發現罹癌之後不用立刻接受治療。例如我在前面篇幅向各位介紹了攝護腺癌在檢查上的諸般疑慮，而攝護腺癌在治療上也須要小心謹慎。因此更有論點認為，發現罹患攝護腺癌之後，應該要先放置一段時間，藉此追蹤病情發展，相信各位聽完都會懷疑自己是否聽錯了。

而美國放射線腫瘤學會就強調「罹患轉移風險較低的攝護腺癌時，應避免隨意開始進行治療」的論點。該學會指出，重點在於要考慮到「細心入微的追蹤病情發展」以及「積極監控（active surveillance）（※4）」的可能性。簡單來說，在開始進行治療前，對病情置之不理也是一種做法。

誠如其字面意思，所謂細心入微地追蹤病情發展，指的就是仔細追蹤癌症病情，藉此掌握是否有癌細胞擴散的情形。與前者相同，積極監控這個用語，指的也是一種持續確認癌症狀態的方法。其宗旨乃是「只要尚未掌握癌症病情，就不可隨意開始進行治療」。除此之外，該學會也建議在決定攝護腺癌的治療方針，並開始進行治療前，必須要先擬定兩個選項，再從中挑

選出較佳者。

該學會認為，在甫發現罹患攝護腺癌時，病情往往都不會對患者的生命造成危害，許多人也無須接受手術治療。

此外該學會更說明「攝護腺癌的患者通常都保有數個治療方針可供選擇」一事，因此希望患者能夠知道，攝護腺癌在治療上除了有手術以及放射線治療以外，也有可能選擇暫時追蹤病情發展，先不做積極治療。而該學會也要求患者與醫師能夠先就療法取得共識，再開始進行治療。該學會也彙整並公開發表了建議書，希望能夠幫助患者與醫師就療法取得共識。

以患者的角度來看，需要具備相當大的勇氣才能夠選擇不進行治療，而醫師同樣需要相當大膽，才能夠選擇不進行治療，即便心中清楚先不進行治療會比較好。因此患者與醫師必須互相交換自己的想法。

該學會也認為，除了攝護腺癌之外，其他的癌症同樣需要建立一套流程，幫助患者與醫師取得共識。總而言之，罹患攝護腺癌時，並非積極進行檢查與治療就一定比較好。

※4　這個詞的英文看起來可能會有些特殊，總之意思就是要細心地持續進行檢查。雖說還未進行治療，但是醫師必須根據癌細胞擴散的情形，隨時判斷是否要開始進行治療。

【攝護腺癌】

罹患攝護腺癌時，不應隨意進行質子治療

美國放射線腫瘤學會

日本直木獎作家中西禮於在二〇一四年罹患食道癌，因此接受了「質子治療」，從此該治療在日本變得相當有名。而包含質子治療在內的「粒子放射線治療」領域在癌症治療方面的效果備受期待。

醫療界使用如：放射氧原子的質子治療、放射中子的中子治療等「粒子放射線治療」來治療疾病的範圍也變得越來越廣。傳統的放射線治療使用X光，對體表能夠起到良好效果，而效果會隨著深入體內而逐漸變弱；相較之下，粒子放射線的特徵則在於，所放射的粒子能夠被吸收至一定的人體深度。因此粒子放射線治療能夠鎖定罹癌的部位進行治療。

但事實上，粒子放射線治療也被人們批為「錢坑」，就現狀而言，在日本進行粒子放射線治療的費用約落在三百萬日圓上下，同時也無法否定在耗費治療費用之後，有無法起到療效的可能性，因此目前粒子放射線治療上需進一步的臨床研究，以幫助確認其有效性。而三菱集團等日本企業在粒子放射線治療的開發上傾注相當大的心力，因此日本醫療界也正致力於證明其效果，這件事情相當有名。

但事實上，全球醫療界對粒子放射線治療的評價還是相當嚴苛。

譬如美國放射線腫瘤學會就對粒子放射線治療抱有期待，但是在實施的積極度上仍採保守立場。該學會的立場就是「如果沒有臨床研究的支持，就不建議進行粒子放射線治療來治療攝護腺癌」。

而此處所說的臨床研究，指的則是驗證該療法在治療方面的成績，以及正確記錄患者接受該治療之後的後續狀態等資訊的研究。就美國放射線腫瘤學會的角度看來，若是沒有正確記錄該治療在治療方面的成績，並加以驗證其效果，就無法廣泛用來治療攝護腺癌。粒子放射線治療就是效果如此不明確的一種治療手段。

而該學會也說明「目前尚未有明確的臨床研究治療成績顯示，質子治療在攝護腺治療方面的療效優於傳統的放射線療法」。也就是說，該學會希望提倡質子治療等粒子放射線治療時，能夠提出更為明確的依據。一想到可能對攝護腺癌無效，那些提倡粒子放射線治療的日本醫療界人士將會冷汗直流，而對於患者來說，接受無效的治療也根本沒有意義。事實上，患者應該事先了解，粒子放射線治療在效果上仍須打上一個問號。

【乳癌】

罹患早期乳癌時，無須檢查癌細胞是否轉移至骨骼

美國臨床腫瘤醫學會

與攝護腺癌相同，乳癌在早期階段也還不用檢查癌細胞是否轉移至骨骼。

美國臨床腫瘤醫學會在「Choosing Wisely」當中，指出「當患者罹患轉移風險的早期乳癌時，不可實施PET檢查、CT檢查，以及使用了放射性核種的骨轉移檢查（骨骼掃描）」。

誠如在攝護腺癌的項目所做之介紹，PET檢查乃是活用罹癌部位大量消耗醣類的特徵，透過含有放射性物質的醣類聚集的情形來檢測罹癌與否。而放射性物質容易聚集於骨骼，因此使用放射性核種來檢查癌症時，同樣是透過放射性物質聚集於骨骼的情形來檢測罹癌與否。

該學會判斷，諸如：PET檢查、CT檢查，以及使用了放射性核種的骨轉移影像檢查，都能夠幫助判斷特定癌症的病情。但是這些檢查只對病情發展至某種程度的乳癌有效，對早期乳癌則無效。因此早期乳癌的患者不應接受這些檢查。該學會對於攝護腺癌也抱持相同論點。

研究已經指出，即便在罹患早期乳癌時接受詳細檢查，也無法掌握癌細胞是否轉移至骨骼等資訊。但是仍有許多醫師毫無根據地使用骨轉移檢查來為乳癌患者做癌症分期，這讓該學會頗感憤慨。由於這些醫師毫無根據地進行骨轉移檢查，因此被批評為只求賺錢也是在所難免。

下面讓我來講些稍微專業的東西吧。該學會列舉了早期乳癌的具體類型，並加以說明。譬如針對「新發現且無症狀的乳管原位癌（DCIS）」（※5）、「癌細胞仍停留於乳房當中，癌症臨床分期為第一期的乳癌」、「癌細胞只擴散至腋下淋巴結，癌症臨床分期為第二期的乳癌」等階段的乳癌，目前尚未有依據顯示PET、CT，以及使用了放射性核種的骨轉移檢查具有效果。

與攝護腺癌的檢查相同，無用的影像檢查不只會造成身體負擔，同時還會衍生出讓患者在治療時接受到過量放射線等問題。

除此之外，該學會也判斷，除了早期癌症以外，一旦患者在接受癌症治療，並獲醫師判斷為「治癒」之後，就沒有需要再檢查癌細胞是否轉移至骨骼當中，因為該檢查只是一種「浪費」。

該學會說明「一旦乳癌患者在接受癌症治療，並康復至可稱得上是『治癒』的階段，同時也沒有出現任何症狀時，就不可再實施下述檢查：為了運用生物標記（※6）來監視癌症病情而進行之檢查，以及使用了PET檢查、CT檢查、採放射性核種進行之骨轉移檢查的影像檢查」。也就是說，該學會判斷，若非局部癌症，進行以上檢查就沒有任何意義。

根據臨床研究顯示，對於某些癌症，例如大腸癌，為了運用血漿中的腫瘤標記或是影像檢查來監視癌症病情而進行之檢查具有臨床價值。但是根據數項研究顯示，當乳癌患者在接受癌症治療，並康復至可判斷為治癒的狀態，同時也沒有出現任何症狀時，再實施影像檢查，或是檢查患者血漿中的腫瘤標記也沒有任何效果。此時若是一個環節出了問題，以致該位患者明明沒有罹患癌症，卻因為所謂的「偽陽性」而被判定為「罹患癌症」的話，就會連帶導致如：對身體造成負擔的處理、過度治療、無用的放射線治療、誤診等。對患者來說是有害無益。

※5　乳腺又可細分為負責製造母乳的部分，以及負責運送母乳的部分。而乳癌幾乎都會出現於負責運輸母乳的乳管。醫療界將處於極早期階段，且尚未出現浸潤的乳癌稱做DCIS。而最近有越來越多人在被發現罹患乳癌時，病情尚處於DCIS的階段，其中得以痊癒的人也不在少數。

※6　所謂生物標記係指膽固醇值、尿酸值等能夠做為指標的數值。譬如膽固醇能夠做為動脈硬化的指標，而尿酸則可以做為痛風的指標。此外也有不少生物標記能夠透過血液檢查輕鬆掌握，而其中也有數種生物標記能夠做為對癌症篩檢有幫助的指標。有的時候，在檢查是否罹患乳癌時，醫師會參考CEA、CA15-3等成分在血液中的含量。

【乳癌】

有乳癌疑慮時，務必在動乳癌手術之前，先接受針刺切片

美國癌症委員會

美國癌症委員會指出，患者有罹患乳癌的疑慮時，務必在動乳房切除手術之前，先接受針刺切片。

而針刺切片又可分為大口徑的「粗針切片」、使用了真空技術的「真空探針切片」，以及「細針吸引細胞學檢查」等。這些檢查都是從有罹癌疑慮的部位切除，或是吸引小片組織的方法。而在透過採超音波、放射線進行的「乳房攝影」、MRI、觸診等方式加以檢查之後，醫師將會正確地判斷是否要實施針刺切片。

而根據臨床研究顯示，若是能事先對有乳癌疑慮的部位進行切片檢查，就能夠減少手術的困難度，無論是任何手術。除此之外，也可能得以減少在治療時所需的外科處理，藉此避免大幅切除乳房組織，進而幫助維持漂亮的乳房外觀。也就是說，於事前進行正確診斷一事相當重要。

在那些透過影像檢查被認為有罹患乳癌疑慮的人當中，針刺切片檢查能夠幫助辨識出其實沒有罹患乳癌的人。而針刺切片檢查除了能夠避免進行無用的手術，同時還幾乎免費，可說

是對患者有益無害的檢查方法。此外進行上也相當簡單，只要以針刺來採集乳房組織即可。或許在過程中會稍微產生一點疼痛，但若是能夠因此避免會造成大傷口的手術，那一點點疼痛就根本不構成問題。

但是有時候為採集不同部位的組織，醫師也必須在切除組織時造成較大的傷口。根據該委員會指出，這種案例約占整體比率的10％～15％。而若是能夠採針刺切片採集組織時，醫師也應從善如流地進行針刺切片。該委員會亦指出「為了在手術之前進行針刺切片，外科醫師必須事先研討相關方法」。而如果判斷無須進行針刺切片，則醫師必須載明其理由。

不願接受的醫療行為7

【乳癌】動乳癌手術時，務必要檢查前哨淋巴結

美國外科學會

為了幫助掌握是否罹患乳癌，前哨淋巴結的檢查變得越發普及。

前哨淋巴結鄰接於甫形成的癌細胞，因此只要切除此淋巴結，就能夠確認當中是否含有癌細胞，進而幫助盡早判斷癌細胞擴散的情形。若是不檢查前哨淋巴結，或許就無法開始治療乳癌了。

而前哨淋巴結切片術在日本也變得越來越普及，即便不是癌症患者，或許也曾聽說過前哨淋巴結切片術。而最近日本醫療界除了乳癌之外，在治療胃癌、大腸癌等癌症時，也常常會事先進行前哨淋巴結切片術，調查當中是否含有癌細胞，藉此決定手術大小。與日本相同，美國也正在建立一套於治療癌症時，事先進行前哨淋巴結切片術的標準流程。

美國外科學會要求醫師在患者處於乳癌臨床分期第一期與第二期時，不可以未經前哨淋巴結切片術就切除腋下淋巴結。

腋下淋巴結在人體當中扮演著「防禦關卡」的角色，能夠幫助抑制癌細胞擴散至全身。隨著癌細胞增殖，癌細胞就會通過淋巴管逐漸擴散至全身，而淋巴結則具有暫時抑制癌細胞擴散的效果。因此醫師能夠以「癌細胞是否擴散至此防禦關卡」作為評估癌細胞擴散程度的指標。而醫療界也認為，只要切除做為病灶的癌細胞，以及淋巴結與到淋巴結為止的淋巴管，就能夠完全去除患者體內的癌細胞。此外根據情形不同，有時在進行前哨淋巴結切片術時，醫師會發現癌細胞已經突破了該防禦關卡，即便如此，前哨淋巴結切片術往往仍能產生效果。

透過前哨淋巴結切片術，能夠幫助更快掌握癌細胞擴散的情形。而前哨淋巴結可說是在抑制癌症擴散時，首當其衝的防禦關卡。若是在前哨淋巴結當中沒有發現癌細胞，也就無須切除腋下淋巴結了。

各位可別以為只切除一兩個淋巴結不會構成甚麼問題。切除腋下淋巴結將會導致淋巴液受到阻塞，進而造成手臂持續性水腫的淋巴水腫問題。但是只要不切除腋下淋巴結，就不會有淋巴水腫的困擾了。而該學會也指出，不管是以短期或是長期來看，即便切除前哨淋巴結也不會產生副作用。

除此之外，該學會也判斷，即便在前哨淋巴結當中發現少量癌細胞，仍然可以實施乳房保留療法。此時醫師不會切除患者的腋下淋巴結，而是會實施乳房放射線療法，並根據癌症分期實施全身性的化療。

相信有朝一日，前哨淋巴結切片術將會成為乳癌治療的前提條件。而在日本，前哨淋巴結切片術的自費負擔為三成，若後續要進行全乳房切除手術時，患者須支付五萬日圓的三成；若後續只要進行部分乳房切除手術時，患者則須支付三萬日圓的三成。相信就患者的角度看來，前哨淋巴結切片術可以幫助減輕手術負擔，可說是經濟實惠的費用。

【乳癌】五十歲以上的早期乳癌患者，在接受放射線治療時，應該盡可能將期間縮短

美國放射線腫瘤學會

年紀越大，患者接受癌症治療的負擔也會隨之增加。因此進行治療時，重點在於設法減輕治療對患者身心靈造成的負擔。

因此美國放射線腫瘤學會指出，針對年齡超過五十歲的女性早期乳癌（※7）患者，醫師必須研討比正常治療計畫更短的治療計畫。

而對整體乳房進行放射線照射能夠幫助減少局部癌症復發的可能性，並在患者罹患侵襲性乳癌之後，選擇接受乳房保存療法時的生存率。但是幾乎所有臨床研究都以「分割照射」做為前提，實施放射線治療的期間通常都落在五至六週。除此之外，也會視情形追加實施期間落在一至兩週的放射線治療。

話說回來，最近的臨床研究亦顯示，即便只是期間更加短暫的治療，也能夠實現充分的療效與美觀預後。具體而言只要四週左右的治療即可。而所謂美觀預後（aesthetic outcome）一詞係指令乳房保持原有外觀。對於女性來說，其重要性不言可喻。因此患者與

醫療從業人員應該共同研商短期的治療計畫，並從中挑選出最為適當的治療計畫。

而在日本進行放射線治療時，整套療程需花費五十萬日圓，因此對患者會造成一定程度的經濟負擔。雖說患者只要負擔其中的三成，但是若能夠將治療期間縮短，相信也能夠幫助減少支出。因此若是效果相同，自然是該選擇治療期間較短的治療計畫。

※7　容我淺顯易懂地將「癌細胞尚停留在乳房當中」的乳癌稱為早期乳癌。當癌細胞擴散至乳房外、腋下淋巴結，乃至於全身各處時，則稱為後期乳癌。

不願接受的醫療行為9

【乳癌】

當乳癌患者出現癌細胞轉移的情形時，應採單獨藥劑進行治療

美國臨床腫瘤學會

說到癌症患者是否要同時服用複數藥物，答案會是否定的。美國臨床腫瘤學會要求醫師在治療癌細胞出現轉移的乳癌患者時，要優先採用以單一藥物進行的化療，不可實施服用複數藥物的併用療法。除非必須設法盡快減緩諸般與腫瘤有關的症狀時，才可同時服用複數藥物。

相較於採單一藥物進行的化療，針對已經出現轉移的乳癌使用採複數藥物進行的化療，亦

即併用化療時，能夠幫助抑制腫瘤增殖，且抑制癌細胞的可能性比前者為高。另一方面，雖說併用化療能夠幫助抑制腫瘤增殖，但是並不一定能幫助降低死亡率。能夠幫助抑制腫瘤增殖是一回事，能否幫助提高患者生存率又是另一回事了。而根據至今為止的臨床研究顯示，即便於療程中服用多種藥物，也沒有任何依據指出患者的生存率提高了。

時值二〇一三年，有一報告綜合性地驗證了複數臨床研究，並發現相較於併用化療，採單一藥物進行的化療更能夠延長癌症病情沒有惡化的期間。雖說患者最後的生存率並無二致，但是採單一藥物進行的化療比較不會出現發熱等副作用，因此相較於採複數藥物進行的化療，患者更有可能維持舒適的生活品質。

事實上，進行併用療法時，有可能會導致所謂的「交互作用（Trade-off）」，此時患者身上將出現頻繁且嚴重的副作用。若是產生令人備感不適的副作用，進而讓患者的生活品質惡化，那麼即便因此將腫瘤抑制在較小狀態也沒有任何意義，可說是所謂的本末倒置。結果若是因此搞得要減少進行化學療法時的藥物用量，也可說是得不償失啊。

也就是說，唯有在想要盡快減輕癌症負擔時，才該進行併用療法。當然也因為這是一種抄捷徑的做法，因此在有導致副作用的風險之餘，也能夠帶來與之相符的效果。但是採單一藥物進行的化療才能夠降低導致副作用的風險，同時幫助提升患者的生活品質。

Cochrane Database Syst Rev. 2013;12:CD008792.

【乳癌】

在進行乳房保留療法時，應避免隨意進行「IMRT治療」

美國放射線腫瘤學會

IMRT治療的中文為「強度調控放射治療」，相信如果身邊沒有親朋好友離患癌症，應該不太會聽過這個詞。但這卻是一種在癌症治療領域備受關注的療法。

相較於其他療法，IMRT治療的原理較好理解，癌症腫瘤為固態，並以各種不同形狀分布於人體各處。而IMRT治療在以放射線治療殺死癌細胞時，會配合癌症腫瘤的形狀進行照射。即便是在日本國內，IMRT治療在那些專攻癌症放射線療法的醫師當中也形成了一股「小流行」。我想或許越是抱有醫療熱誠的醫師，越是會努力鑽研IMRT治療呢。

但是美國放射線學會卻勸誡醫師在進行乳房保留療法時，應避免隨意進行IMRT治療。

當然該學會也並未否定進行IMRT的可能性，只是已經透過臨床研究確認「相較於採二次元設定照射區域的過時療法，採三次元設定照射區域的最新療法對皮膚的害處較小」一事。同時該學會亦指出，IMRT治療是一種採三次元掌握癌症腫瘤形狀後，以放射線照射的療法，具有提高療效的可能性。

但是在面對形狀複雜的癌症腫瘤時，IMRT治療能夠應對到哪種程度尚留有許多不明朗的部分。因此該學會的結論是「針對在解剖學上的特殊病例，ＩＭＲＴ治療或許具有某些優點，但是目前尚不清楚廣泛使用ＩＭＲＴ是好是壞」。

ＩＭＲＴ是一種在日本人氣突然飆高的療法，但是也有人認為此療法仍留有一些模糊不清的部分，我想讓各位知道這件事是不會吃虧的。而根據癌症種類不同，有時候會無法獲得保險給付，以致ＩＭＲＴ的治療費用高達百萬日圓左右。綜合以上內容，各位不可以盲信ＩＭＲＴ治療。

不願接受的醫療行為11

【子宮頸癌】不應對三十歲以下的女性進行ＨＰＶ檢查

美國家庭醫學會、美國臨床病理學會

人類乳突病毒（ＨＰＶ）是造成子宮頸癌的原因所在，於日本國內備受矚目。而在開始可以透過為女性民眾施打疫苗，藉此避免遭受ＨＰＶ感染之後，這件事一時之間在日本傳得廣為人知。而之後疫苗有副作用的事件也鬧得日本國內沸沸揚揚，厚生勞動省更因此停止鼓勵女性民眾施打疫苗，同樣頗受世人關注。

透過ＨＰＶ檢查，能夠幫助掌握當事人是否容易罹患子宮頸癌，而日本國內採集子宮頸組織，以調查患者是否遭到ＨＰＶ感染的檢查也變得越來越普遍。但是美國卻對年輕女性接受ＨＰＶ檢查一事的適切性打上了問號。美國醫學會指出，即便目的是判斷子宮頸癌的可能性，也不應對三十歲以下的女性進行ＨＰＶ檢查。不管是獨立進行，還是與子宮頸抹片檢查搭配進行都是如此。

相信各位都能夠想像，ＨＰＶ檢查對女性造成了頗大負擔。原本女生就不會喜歡被從下體採集子宮頸組織，並加以檢查了。再加上若是在檢查之後，醫師懷疑患者有某些異常時，患者就必須進一步接受精密檢查，包括陰道鏡檢查（colposcope）（※８）這種程度有點過頭的檢查，以及子宮頸切片檢查等，我想這或許會讓患者感到更加厭惡呢。若是最後的檢查結果是沒有異常，那麼患者可真是會感到自己悽慘無比呢。即使檢查結果為異常，也只會導致患者憂心不已與備感壓力罷了。相較於對患者造成的負擔，ＨＰＶ檢查並沒有與之相符的益處，因為三十歲以下的患者即使檢查結果為異常，也有許多自然恢復正常的案例，這也是該學會做出以上判斷的一大要因。

而美國臨床病理學會亦指出，不應檢查低致癌風險型的ＨＰＶ。ＨＰＶ可分為低致癌風險型與高致癌風險型，而該學會奉勸醫師無須檢查低致癌風險型的ＨＰＶ。

該學會的醫療指引提出，唯有對滿足特定條件，如在細胞學診斷發現異常的患者，醫師才可以進一步提供HPV檢查。若是發現高致癌風險型的HPV，才會有需要頻繁實施高效能顯微鏡檢查，以及組織採集檢查。另一方面，低致癌風險型的HPV只會在生殖器上形成病毒疣，或是讓子宮頸產生細微的細胞變化，這些變化並不具有醫學上的意義。即便進行檢查，感染症也與疾病的病情發展無關，同時也無須進行治療。

除此之外，美國家庭醫學會也指出，高齡女性無須接受子宮頸癌檢查。該學會指出，只要六十五歲以上的女性在過去接受適當檢查之後，並未被指出有罹患子宮頸癌的風險，就無須再接受子宮檢癌檢查。基於臨床研究，該學會斷然表示，若是沒有罹患子宮頸癌的風險時，接受子宮頸癌檢查幾乎沒有益處。

※8　像是使用顯微鏡般，以接目鏡（eyepiece）伸入觀察患者的陰道，以及做為子宮入口的子宮頸，並加以觀察。此時醫師可以第一時間透過螢幕確認觀察到的影像，幫助判斷是否罹患子宮頸癌。

【子宮頸癌】

應避免隨意實施以棉棒刮取子宮頸細胞組織的抹片檢查

美國家庭醫學會、美國婦產科醫學會、美國婦科癌症學會

對女性來說，子宮頸癌是一種相當重要的癌症，「細胞學診斷」是一種以棉棒伸入患者陰道，並刮取子宮頸細胞組織的檢查，是檢查子宮頸癌的主要方法，也被稱做「子宮頸抹片檢查」。此檢查本身較為簡單，因此普及於世，但是相信女性同胞們都不太喜歡接受此檢查吧。

而美國家庭醫學會亦指出，不可以對二十一歲以下的女性實施子宮頸抹片檢查。除此之外更表示，不可以對因為罹癌以外的原因摘除完整子宮的女性實施子宮頸抹片檢查。之所以會這麼說，乃是因為成年女性即便在細胞學診斷發現異常，該異常也幾乎會自然消失。因此該學會也說明，子宮頸抹片檢查只會讓二十一歲以下的女性無端感到擔心，並迫使她們接受多餘的追加檢查以及支出，因此必須避免對二十一歲以下的女性進行此檢查。而目前也沒有任何一個臨床研究指出，因為罹癌以外的原因摘除完整子宮的女性在接受子宮頸抹片檢查後，結果顯示為「有效」。

美國婦產科醫學會指出，即便年齡高於二十一歲，女性也不應該重複接受細胞學診斷。

該學會表示，三十歲～六十五歲的女性無須每年接受細胞學診斷。同時也說明，當女性罹患子宮頸癌的風險落在平均值時，就無須每年接受子宮頸抹片檢查，因此相較於每三年接受一次檢查，每年接受檢查也不會比較容易發現罹癌。這是該學會基於臨床研究所得出的看法。健康女性應該要每年前往醫療機構接受醫師問診，或是接受陰道內診，這比起每年接受子宮頸抹片來得有意義多了。

而在接受子宮內膜癌（子宮體癌）的治療後，子宮頸抹片檢查有很高的可能性會變得無效，這是近期醫療界所面臨的問題之一。對此美國婦科癌症學會斷然表示，女性在接受子宮體癌的治療後，再接受子宮頸抹片檢查也沒有意義，此說法或許會讓某些人感到有些憂慮。事實上，也有報告指出，醫師試著採集有子宮體癌病史之患者的子宮頸細胞組織，藉此掌握癌症復發的機率，結果幾乎都沒有復發。癌症復發的機率僅為０％～４％。同時該學會亦指出，有時檢查結果會出錯，明明患者沒有罹癌，結果卻顯示為罹癌，以致患者必須勉強接受以陰道鏡進行的精密檢查，以及組織採集等多餘檢查。

Gynecol Oncol. 2006;101:520-9.
Int J Gynecol Cancer. 2010;20:985-92.

【子宮頸癌】
曾罹患子宮頸癌者，應避免隨意進行陰道鏡檢查

美國婦科癌症學會

子宮頸癌檢查是相當普遍的女性健檢項目。醫師可以透過陰道直接確認患者的子宮頸，而這對女性同胞來說應該也是一種相當熟悉的檢查吧。而在健診時，醫師除了會問診，也很常會以肉眼診察，或是以子宮頸抹片、陰道鏡等來觀察患者的子宮頸。

所謂子宮頸癌產生於子宮與陰道之間的入口處，最近亦有專家學者指出感染HPV與罹患子宮頸癌之間有關，因此也開始為女性施打疫苗。另一方面，子宮頸抹片檢查則是將棉棒伸入陰道，並刮取子宮頸的細胞組織，以顯微鏡觀察細胞狀態的檢查方法，並藉此來判定分化不良（※9）的程度，進而確認是否快要罹患癌症。而陰道鏡檢查則是將管狀的鏡頭插入陰道，以觀察子宮頸的狀況。

美國婦科癌症學會在「Choosing Wisely」當中呼籲醫師若是在做了子宮頸抹片檢查之後，判斷患者子宮頸病變的風險低於「低惡性度」與「鱗狀上皮內病變」時，就不可以實施陰道鏡檢查（※10），即便該位患者有子宮頸癌病史也是如此。

有癌症病史的人都會擔心癌症復發，但是該學會認為，既然在使用陰道鏡檢查之後，發現

子宮頸癌復發的可能性很低，也就無須進行該檢查了。因為若是異常的惡性度較低時，光憑肉眼就可以判斷沒有病變，此時即便實際進行檢查，也發現不了病變。結果只是在強迫患者付費罷了，對此該學會敬謝不敏。根據實施內容不同，進行陰道鏡檢查需花費五千至一萬日圓，雖說在諸般醫院所提供的檢查與治療項目當中，此花費並非太過昂貴，但是對於沒有意義的檢查項目，不要接受是最好不過的了。

※9 所謂分化不良，係指細胞出現了癌症特徵的狀態。隨著整體細胞與細胞核的形狀逐漸異變，罹癌的可能性也隨之變高。

※10 在進行子宮頸癌的檢查時，醫師會刮取患者子宮頸的細胞組織，透過整體細胞與細胞核的形狀調查惡性度，若是從細胞形狀判斷快要罹癌時，則稱為低惡性度或是「鱗狀上皮內病變」。之所以稱為鱗狀上皮內病變，乃是因為罹患子宮頸癌時，癌細胞幾乎都是發生於這個名為鱗狀上皮的組織。

不願接受的醫療行為14

健康女性不應進行卵巢癌檢查【卵巢癌】

美國婦科癌症學會、美國婦產科醫學會

雖說當罹患卵巢癌時，患者都會希望能盡早發現、及早治療，但貿然接受檢查可不一定是件好事。根據美國婦科癌症學會表示，針對低罹癌機率的女性，醫師不應實施「CA-125檢查」與「超音波檢查」來檢查是否罹患卵巢癌。

所謂CA-125是一種血液中的蛋白質，當體內的癌細胞數量增加時，其數量也會跟著增加。而超音波檢查同樣是各位耳熟能詳的檢查項目。研究顯示，年紀較輕，且沒有家族癌症病史的女性罹癌風險較低，若是也沒有出現癌症的相關症狀，那麼即便在這些女性的陰道內伸入器具，調查卵巢是否有異常，也無法幫助早期發現卵巢癌，乃至於降低卵巢癌的死亡率。

在日本前去接受健檢時，在女性專用的項目當中都會列有CA-125檢查與超音波檢查等兩個項目。雖說相較於其他檢查項目，上述檢查項目能夠較為輕鬆地掌握卵巢是否有異常，因此有人認為進行上述檢查項目也無傷大雅，但是話說回來，進行上述檢查項目往往根本就沒有意義啊。因此即便各位感到擔憂不已時，也應該要適時停下腳步，思考自己接受上述檢查項目的必要性。

而且接受上述檢查項目的壞處還不只如此，因為若是檢查結果顯示為異常，當事人就有可能需要接受無用的精密檢查，同時也有更高的風險出現併發症，即便當事人根本沒有罹患癌症。因此美國婦產科醫學會奉勸醫師在面對罹癌風險為平均值，且沒有出現癌症相關症狀的女性時，不可以實施卵巢癌檢查。

根據臨床研究指出，相較於完全不進行檢查，一位沒有出現癌症相關症狀的女性若是能進行血液篩檢，藉此掌握CA-125值，或是進行超音波檢查，就能夠更快發現卵巢癌。但是罹患卵巢癌的機率較低，因此相較於真的透過檢查發現癌症病情的人，反而有更多人因為接受檢查，而被迫面對多餘的負擔，以致眾學會得出卵巢癌檢查弊大於利的結論。這實在是個很艱難的問題呢。

不願接受的醫療行為15

【肺癌】接受肺癌CT檢查的次數應遵照建議次數，避免過於頻繁

美國胸腔醫師學會、美國胸腔學會

近年來，肺癌CT檢查突然變得備受矚目。而在國外，美國癌症協會也正在推動專門針對抽菸者的肺部CT檢查。同樣地，日本醫療界也正在議論CT檢查是否可能比胸部X光檢查更加有效一事。

但是美國胸腔醫師學會與美國胸腔學會卻口徑一致地提醒醫師，針對罹患肺癌風險較低的人，不應以診斷為目的而實施CT檢查。

有一研究結果顯示，對於罹患肺癌風險較高的人，採「低劑量CT檢查」來檢查肺部狀況的做法能夠幫助防止其因為肺癌而死亡。而這也是美國癌症協會推薦低劑量CT檢查的背

景所在。所謂「罹患肺癌風險較高的人」，指的則是年齡落在五十五至七十四歲之間，且近十五年來的抽菸量至少達到「30 pack-years」（※11）的抽菸者。因此低劑量CT檢查主要以重度抽菸者做為對象，輕度抽菸者則無須接受該檢查。

除此之外，各位也必須充分理解，CT檢查其實可能對人體有害。接受CT檢查可能導致的害處包括「曝露於放射線下」、「明明沒有罹患癌症，卻被診斷為罹患癌症」、「對聚集為圓形的肺結節反覆進行精密檢查」、「重度診斷不會產生疼痛之良性腫瘤」。

在接受CT檢查之後，因為肺部出現異常陰影而弄得人仰馬翻，結果最後從支氣管內伸入內視鏡，並詳加檢查之後，得到的答案卻是「您的肺部沒有異常」，相信各位都不會想被捲入這種麻煩的局面吧。因此美國胸腔醫師學會與美國胸腔學會認為，唯有罹患肺癌風險較高的人才需要接受CT檢查，不應將罹患肺癌風險較低的人也視為對象。抽菸是造成肺癌的主要原因，因此與美國相同，日本的抽菸者也造成了肺癌問題。而我也希望醫療機構能夠根據當事人抽菸的狀態，避免對抽菸量較小的人實施CT檢查。

除此之外，上述兩個學會也在「Choosing Wisely」當中奉勸醫師不要頻繁且長期對患者實施精密的肺結節檢查。

兩個學會口徑一致地表示，當透過肺部CT檢查發現不確定是否為癌症腫瘤的結節時，醫師無須為了診斷其真面目，而進一步實施次數超過建議次數的CT檢查。此外也無須長期追蹤該結節。現在某個美國的醫療指引提出在檢查「結節」時，要根據病變的惡性度來決定檢診頻率與實施期間的做法。

該醫療指引說明，無須每三個月進行一次檢診。除此之外，持續檢查長達兩年以上期間的做法也沒有用。之所以這麼說，是因為根據過往的臨床研究結果顯示，明確指出上述檢診做法並沒有降低肺癌死亡率的效果。若是進行詳細檢診的次數過於頻繁，則會增加患者曝露在放射線下的風險，反而可能會造成全新的「謎樣結節」，以致患者陷入須長期接受無意義之檢查的窘境。

兩個學會認為，只要患者過去沒有癌症病史，且結節在兩年內也沒有增大，惡性度就相當地低。但是兩個學會也建議，當CT檢查的影像拍攝到毛玻璃狀結節時，就需要將追蹤其病情發展的時間拉長。

※11　30 pack-years 相當於菸齡三十年，每天抽一包菸的人，或是菸齡十五年，每天抽兩包菸的人。

【肺癌】早期肺癌無須接受用來判斷癌細胞是否轉移至腦部的影像檢查

美國胸腔外科醫學會

癌細胞有轉移至腦部的疑慮。

當癌細胞發生於某個臟器，並藉由淋巴管擴散至全身時，醫師會以「癌症分期」來表示癌細胞擴散的程度。而根據其病情，癌症又可分為一到四期。癌腫瘤會發生在肺部負責吸收氧氣的部位，並在逐漸變大之後，藉由淋巴管擴散至肺部以外的區域，首先癌腫瘤會遭遇淋巴結這座防禦關卡的阻撓，而在突破這座防禦關卡之後，就會進一步轉移至全身各處。當癌腫瘤侷限於原本的臟器，沒有擴散的跡象時為第一期；腫瘤在同一臟器當中的局部侵犯較嚴重時為第二期；藉由淋巴管侵犯至做為防禦關卡的淋巴結時為第三期；擴散至全身時則為第四期。

關於如何看待肺癌腦轉移，美國的學會提出了自家論點。肺癌又可分為細小癌細胞四散存在的小細胞肺癌，以及癌細胞凝結成塊狀的非小細胞肺癌。而此處所提到的論點乃是針對非小細胞肺癌的醫療方針。

美國胸腔外科醫學會提出了見解，認為若是患者疑似罹患第一期非小細胞肺癌，或是在進行切片檢查之後，確定罹患非小細胞癌，但是並沒有出現「神經方面的症狀」時，就無須在治療之前進行腦部影像檢查。

所謂神經方面的症狀，指的則是身體麻痺、無法正常說話等症狀。也就是說，只要患者身上沒有出現上述症狀，就無須接受腦部影像檢查。

該學會亦根據臨床研究結果，說明「原發病灶較小，但是仍然出現腦轉移的『超自然腦轉移（※12）』只有3％機率會發生」一事。同時該學會也表示，並不建議隨意對早期癌症患者進行腦部影像檢查。

該學會認為，隨意進行腦部影像檢查不只會增加治療費用，同時還會導致延誤治療時機的問題。若是在進行腦部影像檢查時，癌症病情加劇可就得不償失了。除此之外，即便進行腦部影像檢查，醫師也很少會因此改變之後的治療方針，該學會相當重視此情形，並強調「罹患早期肺癌時，進行腦部影像檢查較沒有意義」一事。而在日本接受腦部影像檢查的醫療費用約為五萬日圓。在接受腦部影像檢查之後，若是沒有發現腦部轉移或許會讓患者鬆一口氣，但是醫師很少會告訴患者，在罹患早期肺癌時進行腦部影像檢查本來就沒甚麼意義。

而進行腦部影像檢查也有結果為「偽陽性」的疑慮，也就是明明沒有出現癌細胞腦部轉移，卻被判斷為出現癌細胞腦部轉移的情形。根據臨床研究顯示，在進行腦部影像檢查時，出現偽陽性的機率已經攀升至11％。也就是說，即便是檢查出腦部轉移，也是每十次就有一次是假的。一旦檢查結果顯示為偽陽性，患者就必須要進一步接受精密檢查，以致對身體造成負擔。

除此之外，該學會也擔心若是因此在癌症分期上做出錯誤判斷，就有可能跟著進行錯誤的後續治療，導致出現「悲劇性的治療成果」。

而該學會也對醫療從業人員漫不經心地為患者進行腦部MRI檢查與CT檢查的情形嘆息不已。許多醫療從業人員都認為，在為沒有出現癌症相關症狀的早期肺癌患者動手術之前，事先檢查是否出現腦轉移是「正確的做法」。但是該學會卻判斷，過早檢查是否出現腦轉移的做法CP值較低，因此「以醫學角度來看，沒有其必要性」。

針對早期肺癌進行影像檢查時要慎重考量，除了「Choosing Wisely」的醫療指引外，國際性的醫療指引也提出了相同方針。而在美國胸腔學會與歐洲呼吸學會共同提出的聲明當中，也明確記載「不建議於肺癌手術前進行腦部影像檢查」一事。除此之外，美國國家癌症資訊網這個公家機關所提出的方針可說是全球癌症醫療指引的標準，而在該機關現行針對非小細胞肺癌的醫療指引當中，也表示不建議在為沒有症狀的第1A期非小細胞肺癌患者動手術之前，實施腦部影像檢查。所謂的第1A期，係指在第一期癌症當中，腫瘤小於三公分者。

※12 指癌症腫瘤在小到幾乎看不見的情況下，突然轉移至其他部位。由於癌症腫瘤宛如超自然現象般地轉移至其他部位，不僅看不見，也觸摸不到，因此這種轉移又被稱做「超自然轉移」。

【大腸癌】每十年做一次大腸癌內視鏡檢查就綽綽有餘了

美國腸胃病學會、美國外科學會

近年來，接受大腸癌內視鏡檢查的人數逐漸增加。當糞便潛血檢查顯示為陽性時，醫師就會將內視鏡由肛門伸入患者體內進行精密檢查，以確認是否罹患大腸癌。或許也有人曾因為被檢查出有大腸息肉而嚇出了一身冷汗呢。大腸息肉是一種大腸中的突起物，多屬於所謂的腺瘤性息肉。某些大腸息肉當中也會含有癌細胞，相信在各位讀者當中，也有人曾經有過在被檢查出罹患大腸息肉之後，接受進一步的病理檢查，並在結果顯示為陰性時鬆了一口氣的經驗呢。

而美國腸胃病學會則強調，在進行大腸癌檢診時，針對罹患大腸癌風險落在平均值的人，若是進行高性能大腸內視鏡的結果顯示為陰性，那麼之後長達十年的期間都不可以再進行大腸癌檢診，無論使用哪種方式都一樣。

根據該學會說明，針對年紀在五十歲以上，且罹患大腸癌風險較低的人，每十年進行一次大腸癌檢診是較為適當的做法。而至今為止的臨床研究亦顯示，若是進行高性能大腸內視鏡沒有發現罹癌時，往後十年罹患癌症的風險都會很低。因此只要進行高性能大腸內視鏡的結果顯示為正常，那麼就只要在十年後再接受下一次大腸癌檢診就行了，無論是使用哪種方式都是如此。

在日本接受大腸內視鏡檢查的費用約落在一萬五千日圓，而或許也有人每年都會接受大腸內視鏡檢查，不由得令人覺得這樣做是否有些過頭了。

因此在「Choosing Wisely」當中，該學會不僅就正常人接受大腸內視鏡檢查的合理做法加以說明，也設置了專為罹患大腸息肉者提供說明的項目。該學會說明，在進行大腸內視鏡檢查之後，只發現一、兩個小於一公分的腺瘤性息肉，且沒有出現高度分化不良的情形，那麼只要動手術把它們切除乾淨，接下來至少五年以內都無須反覆接受大腸內視鏡檢查。

醫師會根據大腸內視鏡檢查的結果，決定下一次進行檢查的時機。而相關學會也根據相關研究數據編寫了醫療指引，當中指出若是只發現一、兩個輕度分化不良的小型管狀腺瘤性息肉時，只要動手術把它們切除乾淨，接下來的五至十年內都無須再次接受大腸內視鏡檢查。簡單來說，當患者透過大腸內視鏡檢查發現長有少量大腸息肉，並獲得醫師判斷這些大腸息肉「並不是癌症」後，就無須多次接受大腸內視鏡檢查了。

若是在透過大腸內視鏡觀察之後，判斷大腸息肉已經快要轉變為癌症時，就要於近期內再次接受大腸內視鏡檢查。而除此之外，則要根據患者是否有家族癌症病史、患者本人的希望、內科醫師的判斷等因素來決定下一次進行大腸內視鏡檢查的時機。

在「Choosing Wisely」當中，美國外科學會也提出根據患者的平均剩餘壽命，有時候根本不需要再接受大腸癌檢診的論點。該學會認為，若是患者沒有大腸癌的相關症狀，且平均剩餘壽命已經低於十年，同時患者本身以及其家屬都沒有癌症病史時，就應該要避免實施大腸癌檢診。

首先，該學會也強調大腸癌檢診具有意義，畢竟根據臨床研究顯示，大腸癌檢診的確具有降低大腸癌死亡率的效果。但在此同時，該學會也補充說明，若是透過大腸內視鏡檢查發現腺瘤性息肉或是癌細胞的前驅性病變，並將之切除，就可以幫助抑制患者終生的發病機率。但是唯有在利大於弊時，實施大腸內視鏡檢查才有意義。畢竟目前我們還是無法否定在接受大腸內視鏡檢查時，患者可能出現腸道因為內視鏡伸入而受到傷害，乃至於在檢查時接受麻醉而一睡不起等問題。若是為了接受檢查而遭遇醫療意外可就是本末倒置了。因此當醫師判斷弊大於利時，就不應該為患者實施大腸癌檢診。

而隨著患者年齡漸長，以及身患其他併發症，接受大腸內視鏡檢查的風險也會隨之增加。因此該學會建議醫師要仔細判斷個別患者接受大腸癌檢診的利與弊在比例上孰輕孰重。

【癌症治療】「分子標靶藥物」在使用上應慎重

美國臨床腫瘤醫學會

我們可以說「分子標靶藥物（※13）」是癌症治療方面的主角。用來治療肺癌的艾瑞莎，以及用來治療乳癌的賀癌平、用來治療大腸癌的癌思停、用來治療血癌的基利克等分子標靶藥物在日本也已經相當普及。

但是美國臨床腫瘤醫學會在分子標靶藥物的活用上卻異常慎重。

該學會在「Choosing Wisely」當中指出，在對癌症患者使用分子標靶藥物時，必須事先確認患者的生物標記，藉此幫助預測治療效果。也就是說，該學會要求醫師在使用分子標靶藥物之前，務必事先檢查並確認該藥物是否有效。這稱做「搭配診斷（※14）」。美國與日本為了預測在癌症療程中搭配服用分子標靶藥物的效果，而開發出一套全新的檢查方法。因此在醫療界當中，「讓患者服用分子標靶藥物時搭配診斷的趨勢」也越變越強。

不同於傳統化療，分子標靶藥物能夠作用於特定的癌症標靶。透過檢查癌細胞特有的生物標記，醫師能夠事先掌握哪種患者會對特定的分子標靶藥物產生反應。於此同時，醫師也要確認患者的特定基因是否出現變化。

而分子標靶藥物的治療費用極為昂貴，該學會亦指出這是一個重點所在。由於藥品在上市之後都有專利權保護年限，因此這段時間內往往都不會有學名藥上市。與其他抗癌藥物相同，有時也還沒有明確根據可以支持標靶治療的效果，同時標靶治療更具有風險。而除了可能產生潛在的嚴重副作用之外，標靶治療的療效也有可能比其他療法還要差。

而在日本使用分子標靶藥物治療癌症時，每個月就需要花上將近百萬日圓的醫療費用。因此當罹患癌症之後，患者雖說會想要「嘗試」各種可能對病情有幫助的療法，但是也有越來越多患者在一開始就已經知道使用分子標靶藥物會有效的可能性較低了。在此也希望各位務必要知道這件事情。

除此之外，該學會在「Choosing Wisely」當中也提及了在癌症治療上不可以使用分子標靶藥物的條件，以幫助提醒醫師與患者。當患者因為罹患癌症而導致身體狀態欠佳時，即便接受研究結果顯示為「有療效」的療法，也有可能對該位患者無效。除此之外，若是所罹患的癌症類型並非分子標靶藥物的治療對象時，也不可以使用分子標靶藥物。

但是根據該學會指出，當中也有例外。當發現患者是因為癌症以外的原因而導致身體狀態欠佳時，或是出現特定基因異變時，就可以使用分子標靶藥物。因為若患者是因為癌症以外的原因而導致身體狀態變差時，癌症擴散的程度還不嚴重，因此分子標靶藥物仍有可能發揮療效。除此之外，若是醫師根據患者基因變異的情形得知特定的分子標靶藥物對患者有效時，即便患者的身體狀態因為罹患癌症而變差，或是並未實施其他治療，醫師仍能夠預估使用分子標靶藥物將起到優異療效，因此能夠優先使用分子標靶藥物治療患者。無論如何，醫師在治療上必須要同時避免對患者的日常生活造成妨礙。

※13 與正常細胞相同，癌細胞也不斷增殖，並在過程中製造構成自己的零件。因此只要破壞這些癌細胞增殖時不可或缺的零件，就可以幫助殺死癌細胞。而分子標靶藥物是一種作用於癌症特有零件，只會殺死癌細胞的藥物。

※14 每位癌症患者體內的癌症細胞所需要的零件都有些微差異。某些癌症細胞並不具備分子標靶藥物做為目標的零件，此時分子標靶藥物將無法產生療效。為了解決上述情形，近年來事先掌握癌細胞是否具有某些零件的檢查越發普及。而這是一種尋找分子標靶藥物搭配夥伴的檢查，因此被稱做「搭配診斷」，近年來在國內外備受矚目。

不願接受的醫療行為19

【癌症治療】應事先擬定治療方案

美國癌症委員會

美國癌症委員會強調要在開始治療癌症之前，事先擬定治療方案的觀點。或許各位會認為「在開始治療之前擬定治療計畫不是理所當然的事情嗎？」，但是既然就連美國癌症委員會都提出上述建言了，由此可見醫療界尚未落實於治療癌症時擬定治療計畫的動作。該委員會特別要求醫師在結束治療之後，於確認癌症是否復發的過程當中，務必要擬定幫助患者正常生活的照護輔助計畫。

該委員會指出，在結束癌症治療之後，醫師為患者進行不適當且過度檢查的情形變得相當普遍。而該學會也認為上述情形儼然成為問題，因為這反而會引發其他疾病、對患者的精神層面造成負擔，乃至於衍生出高額的檢查費用等問題。

對於負責應對患者的醫療從業人員來說，所謂「幫助患者正常生活的照護輔助計畫」乃是一個指標，讓他們得以向患者提供有意義的檢查以及支援服務。美國醫學研究所（IOM）是個公家機關，專門研究專業醫學的理想型態，而該研究所也提出了與美國癌症委員會相同的看法。擬定「幫助患者正常生活的照護輔助計畫」的好處包括「避免無用的醫療服務」、「提供患者適當的復健協助與精神支援」等。

而在擬定照護輔助計畫時，重點在於其中要包括「癌症類型」、「癌症分期」、「應接受的治療」、「為追蹤病情後續發展，進行檢查時的類型與頻率」、「復健與支援制度」等資訊。諸如美國堅強活下去基金會（The LIVESTRONG Foundation）、美國國家癌症生還者聯盟（NCCS）、美國臨床腫瘤醫學會（ASCO）等公家機關都提供有癌症患者照護輔助計畫的雛形。

以下為美國癌症委員會所提供的癌症治療事前準備事項。該委員會認為醫師在開始治療癌症之前，必須明確定義癌症範圍，並與患者議論治療的強弱程度。也就是說，醫師必須先判斷癌症棘手的程度，才可以決定治療的強弱程度。上述做法對「診斷」、「治癒」、「維持」、「舒緩」等面向都能夠起到有效幫助。以癌症後期，或是已經出現癌細胞轉移的患者為中心，許多癌症患者都並未清楚理解癌症治療的強弱程度。即便當醫師方與患者方正在討論癌症治療時，醫師方一股腦地只談論如何舒緩癌症造成的不適，完全沒有提到如何治癒或是避免病情惡化，患者方往往還是希望能夠設法治好自己的癌症。除此之外，有時患者方也會對治療費用，乃至於對治療上會伴隨風險與副作用的事實缺乏理解。

的確，舒緩治療具有其意義。因為舒緩治療能讓患者從痛苦的症狀當中獲得解脫，並短暫延長患者的存活期間。但是舒緩治療也具有嚴重害處，有時甚至會導致患者的生活品質惡化。

也就是說，醫師在治療癌症時需要從多重觀點切入，與患者充分討論，直到雙方取得共識，這點相當重要。而在初次治療，以及治療癌症復發以及轉移時，醫師的應對方式也會有所不同。醫師必須根據病歷、體檢、切片檢查結果、適當的影像檢查結果等資訊，掌握癌症類型、癌症分期、擴散範圍等，同時正確評估並記錄臨床分期，這點也相當重要。

除此之外，該委員會也提及動手術時的正確做法，並強調於動大型腹部手術、大型胸腔手術前，事先擬定手術計畫一事相當重要。該委員會指出，醫師必須事先考量如何管理患者術後疼痛的情形、預防肺炎的順序，以及標準的手術流程等項目。術後疼痛的情形以及肺炎將會導致嚴重併發症與延長住院時間，因此若是能夠事先擬定計畫，就能夠避免上述的負面情形。而若是能夠實施適當的麻醉，幫助減輕患者於術後疼痛的情形，同時構思透過患者呼吸道進行的療法，就能夠幫助提高肺癌患者的生活品質。整個醫療機構同心協力，統整歸納出治療患者的程序與計畫一事相當重要。不管是要使用分子標靶藥物，還是要動手術來治療患者，醫師都必須要在事前考量到治療效果，以及術後對策等事項。

不願接受的醫療行為20

【癌症治療】

應避免「突然動手術」

美國癌症委員會

美國癌症委員會認為應避免在治療癌症時「突然動手術」。該委員會建議醫師應該配合患者的癌症類型、癌症分期等，研討於術前實施「輔助性化療」與「放射線治療」的可能性。所謂輔助性化療，係指為了提高手術效果，而預先讓患者服用抗癌藥物的做法。若是能夠在術前使用藥物治療或是放射線治療，就有可能得以有效提升治療效果，乃至於幫助改善生活品質、提高生存率等。

有不少處置都是在術前實施對患者比較有益。但若是醫療機構不肯將這些處置告訴患者，患者就必須自己去蒐集資料，以致變得相當麻煩。為了幫助解決上述情形，以下容我來介紹該委員會的看法。但我也希望各位可以理解，以下內容稍微涉及專業的醫療領域一事。

研究指出，相較於單獨實施手術，於術前實施輔助性化療、荷爾蒙療法（※15）、放射線療法能夠幫助提升治療各種癌症的效果。有時候上述療法還能夠幫助縮小癌腫瘤，將必須透過手術切除的病灶抑制在較小範圍。如此一來，在治療上就有可能讓患者得以維持健全的內臟功能。這樣不只可以幫助預防癌症復發與轉移，還能夠幫助提升患者的生活品質。

除此之外，研究亦指出，若是能於術前接受輔助性化療，在治療乳癌時就有可能無須動刀切除乳房。另外也有可能在罹患直腸癌時無須切除直腸、在罹患喉癌並動手術時無須切除聲帶，乃至於在罹患生長於組織末端部位的軟組織肉瘤時，無須動手術切除該軟組織肉瘤。

雖說也有人指出，若是在手術前讓患者使用抗癌藥物，可能會讓動手術的日期往後延，但是該委員會則根據臨床研究結果指出，以上擔心純屬杞人憂天。畢竟也沒有任何臨床研究結果顯示，最好要先動完手術再使用抗癌藥物啊。雖說如此，時至今日仍有很多患者沒能夠在術前接受輔助性化學療法。

而該委員會則建議臨床分期為第2B期、第3A期的「非小細胞肺癌患者」，以及TNM臨床分期為T2–4a的「食道癌患者」、TNM臨床分期為T3與T4的「直腸癌患者」、TNM臨床分期為T2與T3，以及臨床分期為第三期的「乳癌與頭頸部癌患者」、醫師判定可切除腫瘤的「胰臟癌患者」、腫瘤生長於組織末端「軟組織肉瘤患者」（※16）可以在術前接受輔助性化學療法。

※15　乳腺與攝護腺等臟器與性別有關，生長於這類臟器的癌症很容易受到荷爾蒙影響。因此醫師可以在術前為患者實施治療，藉此抑制其荷爾蒙分泌，如此一來就可以讓腫瘤維持在較小狀態。

※16　臨床分期根據腫瘤停留於肺部，乃至於擴散至全身的程度，將肺癌分為第0期（腫瘤還停留在肺的一小部分時）至第4期（腫瘤已經擴散到另一顆肺，乃至於全身時）。而1、2、3期的肺癌又根據腫瘤大小以及侵襲左右肺部的程度被分為A與B。其中1B期的病情又被判斷為比1A期嚴重。另一方面，也有一套名為TNM的臨床分期系統，當中對於癌症病情也有不同的分期標準。這套系統將癌症病情分為T0～T4，藉此判定腫瘤大小。其中T0代表沒有腫瘤的狀態，而T4則代表腫瘤已經成長至觸碰到周圍臟器的大小。

不願接受的醫療行為21【癌症治療】

服用抗癌藥物時，應避免隨意配合服用強效止吐劑

美國臨床腫瘤醫學會

提到抗癌藥物的副作用，許多人都會聯想到嘔吐感以及嘔吐等症狀。但是美國臨床腫瘤醫學會卻要求醫師在判斷患者使用抗癌藥物之後，沒有造成嘔吐感、嘔吐等症狀的疑慮時，就不

可以使用強效止吐劑。

長年來，醫療界都致力於開發效果更好，且副作用更少的止吐劑，希望可以幫助抑制服用抗癌藥物所造成的嘔吐感與症狀。若止吐劑確實發揮作用，患者就無須因這些症狀而住院，並幫助改善其生活品質，同時更無須減少抗癌藥物的用量，乃至於完全停藥，可說是好處多多。

醫師等負責癌症醫療的醫療從業人員總是習慣性地準備數種止吐劑，並根據造成患者嘔吐感與嘔吐的可能性，分門別類地讓患者服用這些止吐劑。而醫師也已經知道哪幾種抗癌藥物容易導致患者產生嘔吐感與症狀。醫療技術的發展可說是日新月異，因此即便是容易讓患者在期間持續出現嘔吐感與嘔吐等症狀的治療，也有可能在之後出現能夠抑制其症狀的新型止吐劑。

新藥物的副作用的確比較小，但是售價也往往較為昂貴。患者每次服用傳統止吐劑只要花費一千日圓左右，相較之下，每次服用新型止吐劑則需花費三千至五千日幣，與前者在費用上有所落差。該學會對於氾濫地讓患者服用高價藥物的方針抱持異議，認為應該要在患者長時間有強烈嘔吐感與嚴重嘔吐症狀時，才可以讓患者服用新型止吐劑。同時該學會亦說明，若患者所服用的是不易造成嘔吐感與嘔吐症狀的抗癌藥物時，即便服用價位較低的止吐劑也能夠發揮優異的止吐效果。

我想或許有些人並不在意費用的多寡，但是掌握此處所介紹的知識對各位來說應該還是有益無害吧。

【放射線治療】

應減少針對癌症骨轉移的放射線治療次數

美國放射線腫瘤醫學會、美國安寧緩和照顧醫學會

在諸般癌症轉移的情形當中，又以癌症骨轉移占造成患者疼痛的大宗。放射線治療是幫助消除患者疼痛的有效做法，但是有些人只要照射一次放射線就夠了，有些人卻需要反覆照射達三十至四十次，因此癌症患者與其家屬都相當關心如何拿捏接受放射線治療的次數。而美國放射線腫瘤醫學會則指出，在針對癌症骨轉移進行放射線治療時，其次數不可以超過十次。

在為了消除癌症疼痛而進行放射線治療時，即便增加照射次數也沒有意義，根據臨床研究結果，醫療界也逐漸在這方面取得共識。該學會說明，即便重複進行放射線治療達十次以上，消除疼痛的效果也不會變得更好。時值二〇一二年，該學會提出一份彙整有多數研究成果的報告書，當中的結論顯示進行單次放射線治療，以及進行多次放射線治療的止痛效果並無二致。

但若是以縮小腫瘤做為目的時，進行多次放射線治療就某種面向而言的確比較好。因為亦有報告指出，進行多次放射線治療雖然沒辦法獲得進一步的止痛效果，但是卻能夠有效縮小腫瘤。

而單次照射雖然較為簡便，但卻也有較高的可能性需要再次對同一部位進行放射線治療。

當考量到縮小腫瘤大小的效果時，患者在進行單次放射線治療之後，需要再次接受治療的比率為20％；相較之下，在進行多次放射線治療為單位的療程之後，需要再次接受治療的比率則降低至8％。而在擬定治療計畫時，醫師則需要綜合考量到患者的剩餘壽命、因為接受治療反而令體力下滑，導致癌症病情進一步惡化的可能性，乃至於患者實際能夠接受治療的時間、金錢上留有多少餘裕等因素。

考慮到「進行多次放射線治療與進行單次放射線治療在抑痛（※17）效果上沒有差異，有意義的部分只有縮小腫瘤的效果」一事，當醫師發現患者處於康復程度有限，難以想像其身體會痊癒，同時也難以自由移動的情況下時，還要患者花時間接受多次放射線治療或許實在不能說是一個好主意。因此該學會認為，放射線治療應該盡量以單次為限，以避免為了多次往返醫院接受治療，以致對患者產生負擔。

同樣地，美國安寧緩和照顧醫學會也指出，若是癌症骨轉移的重症度較低，只是為了舒緩其疼痛而進行放射線治療時，次數不可以超過一次。而若是為了幫離死不遠的患者「舒緩」疼痛時，就更沒有必要進行多次放射線治療，畢竟以減輕疼痛的觀點來看，這樣做並沒有意義。該學會認為，進行單次放射線治療，並為患者舒緩一定程度的疼痛是較為聰明的做法。

該學會說明，根據美國放射線腫瘤醫學會在二〇一一年提出的醫療指引所述，若是出現癌症骨轉移或是脊椎轉移的患者尚未接受過放射線治療，則接受單次放射線治療與多次放射線治療在止痛，以及抑制癌細胞擴散的效果上並沒有差異。因此對於患者以及照護者雙方來說，接受單次放射線治療比較理想。雖說對於平均剩餘壽命較長的患者來說，有時接受多次放射線治療比較理想，但是對於平均剩餘壽命有限的患者來說，減輕其負擔的做法較為理想。

而治療費用也是個不得不考慮的問題。譬如日本每進行一次放射線治療就需要花費兩萬日圓左右，因此治療次數越少，金錢上的負擔也較輕。

Clin Oncol (R Coll Radiol). 2012;24:112-24.

※17　抑止、緩減疼痛。

不願接受的醫療行為23 【癌症檢診】

應盡量減少接受PET與CT檢查等癌症檢診的次數

美國核子醫學暨分子影像學會、美國臨床腫瘤醫學會、美國婦科癌症學會

或許有很多人都認為即便身體健康，也該積極接受癌症檢診。但是「PET檢查」這個在日本人氣頗高的癌症檢診項目最近卻頗受人詬病。所謂PET檢查，是一種為患者注射含有放射性物質的醣類，藉此檢測罹癌與否的方法。由於罹癌部位會大量消耗醣類，因此醫師只要觀察其中的放射性物質是否集中於某個人體部位，就可以檢測出患者罹癌與否了。

而美國核子醫學暨分子影像學會是一個專門進行影像檢查的學會，該學會在「Choosing Wisely」當中也斷然表示「在為健康者進行癌症檢診時，不可以使用PET檢查」。

該學會指出，理由乃是因為使用PET檢查在健康者身上發現癌症的機率極低。根據與PET檢查有關的臨床研究數據顯示，在健康者身上發現癌症的機率停留在1%上下。若是在診斷時，有明確需要進行PET檢查的症狀，或是在確定罹患癌症之後，需要判定其重症度，乃至於需要判定療程的療效如何時，PET檢查都具有優異效果。但是除了以上情形以外，PET檢查則盡是害處。由於在進行PET檢查之後，患者可能會被迫接受無用的追加檢查，乃至於切除部分組織用以檢查的「切片檢查」，同時還有可能面臨無用的手術，問題可說是相當巨大。順帶一提，該學會也因為相同原因，而在「Choosing Wisely」當中說明健康者無須接受CT檢查。

而美國臨床腫瘤醫學會亦在「Choosing Wisely」的列表當中，提出了不該使用PET檢查與「PET-CT檢查」進行癌症檢診的論點。PET-CT檢查乃是由PET檢查，以及CT檢查這種可以拍攝人體斷層影像的檢查方法組合而成，醫療界認為該檢查能夠更為立體地掌握癌症存在。但是目前尚未有臨床研究顯示，進行影像檢查有助於提升治療效果。

除此之外，美國婦科癌症學會也對癌症影像檢查抱持慎重立場。該學會說明，醫師不該隨意在實施癌症檢診時使用影像檢查，特別是該避免在檢查卵巢癌、子宮內膜癌、子宮頸癌、外陰部癌、陰道癌時使用影像檢查。理由則在於根據臨床研究顯示，若是患者沒有出現癌症相關症狀，腫瘤標記也沒有上升，此時即便實施影像檢查，也無法幫助檢驗出癌症復發的情形，乃至於提高生存率。

而根據至今為止的臨床研究顯示，即便是以判斷患者在接受過癌症治療之後病情是否復發作為目的，實施影像檢查也不會讓後續治療獲得良好結果。之所以會這麼說，是因為患者可能明明沒有罹癌，卻被誤判為罹患癌症，而被迫接受無用的檢查，乃至於過度治療等。而若是接受PET–CT檢查，患者還會因此曝露在無用的放射線之下。因此美國臨床腫瘤醫學會亦指出，PET檢查尚未有充分的臨床研究基礎支持。雖說在日本也有人捨得接受這種每次要價約十萬日圓的檢查，但我覺得還是先讓各位認清其「實用價值」會比較好。

【癌症檢診】

剩餘壽命估計不滿十年的人，應盡量減少接受癌症檢診的次數

美國一般內科學會、美國腎臟醫學會

美國一般內科醫學會提出訴求，希望除了PET檢查與CT檢查以外，醫師也可以盡量少做一般的癌症檢診。該學會表示，並不建議對平均剩餘壽命低於十年的人進行癌症檢診。

癌症檢診具有能夠幫助發現癌症的優點，但是在另一方面，無論發現癌症與否，癌症檢診都會對受檢者造成負擔。因此該學會說明，除非清楚理解癌症檢診能夠幫助延長當事人壽命，才可以進行癌症檢診。

該學會指出，做為是否進行癌症檢診的標準，當醫師透過受檢者的實際年齡，判斷其平均剩餘壽命（平均餘命）低於十年時，則相較於延長受檢者壽命的優點，進行檢查有可能會出錯，或是因為在檢查後須接受治療，而對受檢者造成負擔，可說是弊大於利。也就是說，這類受檢者接受癌症檢診的害處較多，在權衡考量潛在危機與害處之後，該學會不建議平均剩餘壽命低於十年的高齡者接受癌症檢診。

美國腎臟醫學會也對透析（洗腎）患者提出相同建言。該學會表示，對於平均剩餘壽命有限，且沒有特殊病徵與症狀的透析患者，醫師不應隨意進行癌症檢診。

罹患末期腎衰竭（ＥＳＲＤ）時，患者的腎臟功能明顯降低，死亡率偏高。對於這些剩餘壽命有限的透析患者來說，即便進行幫助檢測出乳癌的「乳房攝影檢查」、幫助檢測出大腸癌的「大腸內視鏡檢查」、幫助檢測出攝護腺癌的「ＰＳＡ檢查」、幫助檢測出子宮頸癌的「子宮頸抹片檢查」等檢查也無濟於事。患者不僅需要花費多餘的醫療費用，生存率也不會獲得改善。除了正在接受人工透析的患者以外，須要進行腎臟移植的患者仍去接受癌症檢診的情形也儼然成為問題。

即便受檢者其實沒有罹患癌症，但若是在接受癌症檢診之後，結果為「疑似」罹患癌症，就還是會導致當事人必須接受過度治療，乃至於對其精神層面造成負擔等害處。因此眾家美國學會都有志一同地認為，醫師在思考是否進行癌症檢診時，必須將受檢者今後的人生規劃也納入考量。

癌症以外的疾病

在看完癌症之後，讓我們來廣泛涉獵癌症以外的諸般疾病吧。由於醫療界充斥著無用的檢查與欠缺意義的治療，以致頻繁對患者造成負擔。而患者又該避免哪些醫療行為，才能夠幫助讓疾病痊癒，同時提高生活品質呢?以下就讓我們來學習美國全體醫療界的「總論」吧。

不願接受的醫療行為25

應避免接受無用的胸部X光線檢查【檢查】

美國外科學會、美國一般內科學會、美國醫院醫學會、美國集中治療關聯學會、美國內科醫學會

於「Choosing Wisely」當中，進行一連串與癌症有關的檢診項目時都需要多加警惕。而除了癌症以外，醫師又真的有必要反覆進行其他種檢診嗎？

美國外科學會說明，若是前來看診的患者並未有特殊病歷，於體檢時也未發現異常，就應該避免在住院時或是術前接受胸部X光檢查。

該學會說明，即便拍攝X光片，也只會對2%的受檢者在之後的治療方針造成影響。亦即

代表說，即便接受檢查，也會有高達98％的機率沒有任何發現。因此該學會解說，唯有在透過體檢之後，認為有罹患心肺疾病的疑慮時，或是在最近六個月內沒有接受過胸部X光檢查的七十歲以上高齡者，接受胸部X光檢查才有意義。

相較於某些國家，日本在拍攝X光片一事上或許也較為隨興，而若是患者因為稍感擔憂，而選擇拍攝X光片時，就必須多花費五千日圓的醫療費用。雖說有醫療保險補助，因此對患者的負擔較輕，但或許還是會有人懷疑真的有拍攝X光片的必要嗎？

而除了影像檢查之外，美國一般內科學會也對一般體檢的意義抱持疑問。該學會認為，針對沒有出現症狀的成人，不應隨意進行一般體檢。

此處所謂的體檢，則是指各位耳熟能詳的定期健檢，包含量測身高體重、篩檢尿液等項目。而對於各位來說，前往醫院接受一般體檢的行為可能也相當稀鬆平常。乍看之下，這是為了檢查身體是否罹患有疾病，也可以幫助預防疾病，似乎並不構成任何問題。

但是該學會卻認為，在目前的臨床研究當中，尚未有任何科學數據顯示定期接受體檢有助於減少疾病罹患率、減少死亡率、減少住院率等，因此反對隨意實施體檢。該學會更指出，隨意實施體檢更有可能導致無用的檢查數量增加，以致對患者形成危害。

另一方面，若是患者因為急病而前來看診時，或是醫師基於某些根據而要對患者進行預防性檢查，乃至於為了治療高血壓等慢性病而要對患者進行事前檢查時，體健就是有意義的了。

所謂醫師基於某些根據而要對患者進行預防性檢查，係指醫師事先為患者進行檢查，以幫助預防某些疾病的做法。譬如事先為患者檢查血糖值，藉此防止患者罹患糖尿病，或是其腎臟與眼睛功能因為罹患糖尿病而降低。順帶一提，在後續各個「不願接受的醫療行為」項目當中，我也將逐一向各位分享各種案例，這些案例當中的檢查乍看之下具有幫助預防疾病的意義，事實上卻毫無依據。這部分頗有可看性，希望各位務必一讀。

除此之外，美國醫院醫學會也指出，醫師事先預測住院患者的類型，並反覆進行身體檢查的做法毫無意義。該學會認為，當檢查結果較為安定時，就不應反覆進行血液檢查與生化學檢查（※18）。住院時，患者往往需要頻繁接受血液檢查，於短期內數次抽血的情形也可說是稀鬆平常，而該學會認為這是個問題，並指出抽血將會令血紅素與血球容積比的數值出現變化，以致造成貧血。而貧血則可能連帶導致重大問題，此問題對於罹患有心肺疾病的患者更顯嚴重。由此可見，血液檢查與生化學檢查對患者來說有害無益。醫療機構頻繁為患者抽血，以致患者貧血，這聽起來帶有一種黑色笑話的味道。而醫療專業術語則將上述情形稱為「醫源病（Iatrogenesis）」。

除此之外，以醫療機構的經營面來看，若是能減少非必要的抽血，就能夠幫助減少使用於抽血上的作業時間與費用，還能夠幫助減少因患者貧血所導致的意外，因此得以減少為應對這類意外所衍生出的額外作業時間與費用。

而美國集中治療關聯學會也否定了反覆進行檢查的做法。該學會斷然指出，醫師不可以為了診斷患者的身體狀況，而連續每天對患者實施檢查，唯有在臨床上抱持特定疑問時，才可以進行檢查。所謂臨床上的特定疑問，指的則是患者出現昏厥、胸痛等病狀時，醫師對此抱持之疑問。而該學會亦強調，若是為了解開上述疑問，醫師就該對患者實施檢查。

該學會表示，在許多臨床研究當中，醫師都為了診斷所需，而連續對患者實施胸部X光檢查、動脈氣體檢查（※19）、血液暨生化學檢查、血球數檢查、心電圖檢查等檢查。每天對患者實施這些檢查的情形也不在少數。而該學會說明，若是醫師在臨床上抱有疑問時，則可以對患者實施檢查，但是連續實施檢查只會徒然讓患者的花費增加罷了。若是醫師判斷連續進行檢查將會影響該位患者的治療方針時，那麼此種做法還在所難免，但是透過臨床研究可以發現，即便連續對患者實施檢查，大多也不會對之後的治療成效產生正面助益，有時甚至只會造成負面影響呢。

可能造成的害處相當廣泛，舉凡因非必要性之抽血所導致的貧血、因無用的輸血導致患者曝露在感染病的風險下，乃至於因此需花費多餘費用。除此之外，在連續實施檢查的過程當中，患者也可能被發現身上有不太明確的異常，以致需要接受過度治療。

美國內科醫學會亦表示，若是患者的胸部並不存在病理問題時，就無須於術前接受胸部X光檢查。其內容指出患者在術前不應為了「保險起見」而接受胸部X光檢查，除非醫師能夠透過蓄痰、肺部組織異常等症狀，掌握患者的胸部問題時，才應該於術前進行胸部X光檢查。而該學會也試著講解，即便在術前實施胸部X光檢查，也不太會出現有意義的變化，同時也不會對患者管理，乃至於治療成效造成影響。在當今的醫療界當中，避免過度檢查的趨勢已經逐漸轉強。

※18 在進行血液檢查時，特別檢測血液當中之膽固醇值、尿酸值、礦物質、蛋白質等化合物濃度的檢查即稱做生化學檢查。

※19 誠如其字面意思，這是一種檢測溶解於動脈中之氣體濃度的檢查。根據患者動脈中的氧氣以及二氧化碳濃度，可以幫助檢測出肺部吸收氧氣與排出二氧化碳的狀況，以及全身組織利用氧氣以及排出二氧化碳的狀況。

不願接受的醫療行為26

輕度的頭部外傷不應接受CT檢查【檢查】

美國急救醫學會、美國小兒科學會

孩童因故撞到頭，家長因此慌忙地叫救護車將孩童送醫，上述情形並不少見。家長在此時多半會相當焦慮，認為一定要快點進行CT檢查以拍攝腦部斷層影像才行。而為求保險起見，醫師往往也會為這些小患者拍攝腦部斷層影像。但是美國急救醫學會卻斷然表示，針對有輕度頭部外傷的患者，不應在急救時實施頭部ＣＴ檢查。

所謂的輕度頭部外傷，係指醫師根據醫療指引與診斷標準等規則，判斷為「風險較低」的傷口。而醫師只要進行診斷，立即就能夠掌握患者的傷勢是否風險較高，這部分就留待之後再做敘述。

根據該學會表示，輕度頭部外傷是送急診的主要理由，小孩與大人都很容易因為該理由而被送急診。而大多數輕度頭部外傷的患者都沒有頭蓋骨骨折與腦出血等症狀，因此幾乎無須在診斷時接受ＣＴ檢查。以該學會的立場而言，更認為ＣＴ檢查有害。因為照射放射線可能對腦部組織的基因造成傷害。結果在照射放射線之後，罹癌風險變高一事儼然成為問題，因此該學會建議唯有在傷勢嚴重時，才可以實施ＣＴ檢查。

在本書第一章，我向各位介紹了北山小朋友的案例，此案例正與上述情形吻合。就結果而論，北山小朋友最後並沒有接受ＣＴ檢查，而他本來就無須接受該檢查的可能性也相當之高。

醫師的職責乃是確實辨別哪些患者該接受ＣＴ檢查，同時也必須負起責任，充滿自信地向患者及其家屬說明輕度外傷無須接受ＣＴ檢查一事。在診療過程當中，醫師必須參考醫療指引，並透過病歷以及身體檢查結果，辨別哪些患者該接受ＣＴ檢查才行。

而根據臨床研究顯示，目前已經可以證明減少ＣＴ檢查反而可以讓診療過程更加地安全且有效。因此當孩童有輕度頭部外傷時，醫師要重視先追蹤患者的病情變化，再決定是否要進行CT檢查的做法。而美國小兒科學會也指出，在進行急救時，醫師不應使用CT檢查來幫助評估輕度的頭部外傷。該學會亦呼籲，在臨床上，醫師須根據「PECARN（兒科急診護理應用研究網）」所訂之標準追蹤患者的病情變化，以判斷是否需要進行影像檢查。PECARN當中認為，若患者出現「意識模糊」、「嘔吐」等症狀時，就需要進行CT檢查。重點在於當患者傷勢的風險較高，醫師能夠立刻判斷為重傷時，才該進行CT檢查。

而根據該學會指出，在那些因為頭部外傷而送急診的孩童當中，有50％會接受CT檢查，但是其中大多數的孩童其實都無須接受該檢查。

無謂地讓孩童曝露在放射線之下相當「危險」，醫療界也還無法否定照射放射線一事會讓孩童在未來有更高的可能性罹癌。此外亦有專家學者指出，照射放射線讓孩童的腦部組織更容易離子化，同時非必要的CT檢查更強迫患者需支付更多醫療費用。因此醫師在決定是否要為患者進行CT檢查之後，必須先追蹤患者的病情發展一段時間。

而在日本，實施CT檢查的費用約為三萬日圓，即便患者本身只需負擔三成，仍需負擔一萬日圓的費用。因此若是能夠讓正值養兒育女的家長知道「輕度頭部外傷的患者無須接受CT檢查」一事，那可真是宛如福音降臨，不是嗎？

※20　當體內的水分與氧氣接觸到放射線時，即會帶電。我們將這種帶電的狀態稱為離子，有時候做為細胞設計圖的DNA會遭到離子破壞，以致其中的基因資訊出現變化。而該變化可能導致細胞癌化。

【小兒科】不應使用抗生素來治療感冒

美國小兒科學會

「感冒了所以吃抗生素」，這可以說是稀鬆平常的光景。但是抗生素對病毒性感染病無效的說法其實早已行之有年。而時至今日，美國小兒科學會又再次鄭重表示「不要在罹患感冒時吃抗生素」一事。

該學會指出，針對明顯是因為病毒所造成的呼吸道疾病時，不應使用抗生素。話中也包括副鼻腔炎、咽喉炎、支氣管炎。

而對孩童開立抗生素沒有用的認知也慢慢在醫師圈子裡擴展開來，因此現在醫師開立抗生素給孩童服用的情形也逐漸減少。而雖說美國國內開立抗生素給孩童服用的情形已有減少傾向，但是該學會仍強調，目前仍有許多醫師會開立抗生素給孩童服用。該學會表示，某些醫師會胡亂對病毒性呼吸道疾病使用非必要性的藥物，以致諸般害處越變越多，譬如患者體內出現具抗藥性的細菌、醫療費用增加等。

除此之外，該學會也認為單純咳嗽無須吃藥，同時亦認為當四歲以下的孩童罹患呼吸道疾病時，不可開立治療咳嗽與感冒的藥物給該位孩童服用。根據臨床研究顯示，對低年齡的孩童來說，服用治療咳嗽與感冒的藥物幾乎沒有益處。反而有可能產生有害的副作用，因此必須加以警惕。此外由於孩童專用的咳嗽與感冒治療藥物當中都含有複數成分，因此若是與其他種藥物一起服用，更會造成藥效過強的情形，這也被視為一個問題。

目前日本正致力推動孩童免費看病的服務，但是相反地，若是因此讓家長對讓孩童吃藥的抗拒感極度降低，卻也會造成問題。我並非否定讓孩童吃藥一事，而是希望能夠盡量避免毫無意義地讓孩童吃藥的情形越變越多。

不願接受的醫療行為28

【小兒科】出現熱痙攣時，不可接受影像檢查！

美國小兒科學會

孩童常會因為發燒而出現熱痙攣的症狀。當孩童突然出現痙攣症狀，相信家長都會感到背脊發涼。但基本上熱痙攣的症狀幾乎都會自動痊癒，因此醫師也只需要進行最低限度的檢查就行了。美國小兒科學會亦指出，針對罹患熱痙攣的孩童，無須進行CT與MRI等影像檢查。

一份二〇〇六年的報告書首度以七十一名罹患熱痙攣的孩童為對象，並以這些孩童的腦部影像與病歷資訊為基礎，檢測他們的腦部是否出現異常，結果發現沒有任何一位孩童的腦部出現異常。而該學會也根據其他研究以及總論，提出「出現熱痙攣時，無須接受CT檢查與MRI檢查」的聲明。此外在一份推出於二〇〇〇年的研究報告當中，亦提出不管是不是熱痙攣，孩童出現痙攣症狀時都不該突然接受CT檢查的論點。

當然囉，以某個面向而言，孩童接受CT檢查與MRI檢查能夠令家長放下心來，但這卻得建立在CT檢查與MRI檢查完全無害的前提之下。而該學會權衡利弊之後，則判斷孩童接受上述檢查的弊端遠超出益處。

CT檢查是導致癌症纏身的遠因，而這也是該學會將CT檢查視為問題的理由所在。當孩童接受CT檢查時，將會曝露在放射線下；而相較之下，雖說MRI檢查並不會使用放射線，卻也有使用鎮定劑的問題。使用鎮定劑就等同於麻醉，因此甚至會有造成孩童死亡的可能性。除此之外，上述檢查在日本的檢查費用約為三萬日圓，並不是一筆小數字。時至今日，影像檢查當中所含的癥結點儼然成為全球醫療界共同面臨的問題，不管在任何治療當中都有此問題存在。因此該學會要求醫師在為孩童看病時，應該要詳加研討造成發燒的原因，而不是將注意力放在熱痙攣上。

Pediatrics. 2006;117:304-8.
Pediatrics. 2006;117:528-30.
Epilepsia. 2000;41:950-4.
J Pediatr Neurosci. 2012;7:9-15.

【小兒科】

應避免因為腹痛而隨意進行CT檢查

美國小兒科學會、美國腸胃病學會

那麼下面就讓我繼續來談談孩童出現腹痛症狀時，進行CT檢查所衍生出的問題。

由於日本的影像檢查設備相當齊全，因此別說是X光檢查了，就連CT檢查進行起來也是輕鬆愉快。雖說如此，醫師仍然不應隨意對患者實施影像檢查。

美國小兒科學會表示，在診斷孩童腹痛的症狀時，不應隨意進行CT檢查。而美國為了檢查孩童腹痛的症狀，急診部門進行CT檢查的情形也越來越多。與其他種疾病相同，由於CT檢查會讓孩童曝露在放射線之下，因此未來會有較高的可能性罹癌。讓孩童照射過量的放射線儼然成為問題，醫師應該要對此抱有認知。此外該學會亦指出，由於孩童的臟器對放射線的感受性較高，因此必須特別注意。此外孩童照射放射線還有一種潛在風險，那就是放射師在操作CT設備時出錯，導致孩童曝露在超出通常設定值的過度放射線照射之下。

而美國腸胃病學會指出，當醫師根據《羅馬Ⅲ標準》這個國際性的診斷標準，診斷患者的腹痛症狀屬於功能性腹痛，且後續的臨床診斷與症狀也沒有出現大幅變化時，就不應反覆進行CT檢查，即便患者是大人也是如此。羅馬Ⅲ標準是一套診斷標準，用來診斷因精神層面影響所導致的腹痛。

而該學會也警告醫師與患者，雖說X光的劑量較輕，但曝露在X光之下仍會讓罹癌風險明顯變高。除此之外，該學會更提出科學依據，證明每接受一次腹部CT檢查，就相當於曝露在自然界的放射線下三年時間。而理所當然地，該學會也指出了檢查費用過於昂貴的問題。最後該學會也表示，唯有在醫師判斷進行CT檢查或許可以獲得有用資訊，進而改變治療方針時，才可以實施CT檢查。腹痛時，應避免隨意接受CT檢查，希望各位可以將這件事牢記在心。

不願接受的醫療行為30

孩童罹患闌尾炎時，應避免接受CT檢查【小兒科】

美國放射線醫學會、美國外科學會

下面讓我繼續來談談CT檢查的話題，由於這個問題相當重要，因此我會分為數個項目向各位做介紹。而此處的內容與闌尾炎，亦即俗稱的「盲腸炎」有關。這是一種位於盲腸的淋巴結——闌尾因故而發炎腫脹的疾病。在過去，有許多孩童都接受過在右下腹開刀的闌尾切除手術，而人們在聊天時也很常拿是否罹患過盲腸炎做為話題。但是近年來，盲腸炎已經可以透過服藥治癒。

而美國放射線醫學會則指出，即便孩童有罹患闌尾炎的疑慮，也無須進行CT檢查，應該要先進行超音波檢查才對。超音波檢查能夠有效避免孩童曝露在放射線之下，同時精確度也相當足夠。因此該學會認為，醫師應該優先考慮為孩童進行超音波檢查。

唯有透過超音波檢查的結果，醫師仍然無法做出明確診斷時，才可以研討進行CT檢查的可行性。這套做法除了能夠幫助節省費用支出，同時也能夠減少孩童曝露在放射線之下的潛在風險。美國外科學會與該學會也持相同看法，認為當孩童有罹患闌尾炎的疑慮時，應該要先研討進行超音波檢查的可行性，不可以馬上實施CT檢查。

身為一名技術純熟、看診經驗豐富的醫師，在診斷上的正確率很高。當孩童罹患有闌尾炎時，上述醫師有94％的機率做出正確診斷；當孩童沒有罹患闌尾炎時，上述醫師正確辨識出孩童病情的機率亦高達94％。考慮到並非所有人都具備專業的醫療知識，因此該學會呼籲醫師應該要巧妙活用超音波檢查的結果，藉此努力避免對孩童進行CT檢查。

在日本接受超音波檢查的費用約為五千日圓，相較之下，CT檢查則約為三倍，相當於前者的六倍。若是估計兩者的效果並無二致，選擇超音波檢查當然較為經濟實惠。

【小兒科】

不應對患有隱睪症的男童進行超音波檢查

美國泌尿科醫學會

男孩在出生之後，其精巢，亦即俗稱的睪丸會慢慢下降到陰囊當中。但是有時候，某些男童的精巢卻不會下降到陰囊當中，我身邊也有一些家長因為自家小孩罹患隱睪症而頗感煩惱。生殖器具有相當重要的意義，因此做家長的果然還是會擔憂不已。

在隱睪症的治療上，檢查又是特別困難的部分，不管是哪家醫療機構對此都備感頭痛。因為大家都不知道睪丸目前的所在位置。而美國泌尿科醫學會更表示，不應對患有隱睪症的男童實施超音波檢查。理由則在於若是透過身體檢查仍無法掌握男童的精巢位置時，即便進行超音波檢查也於事無補。

根據臨床研究結果顯示，超音波檢查幫助掌握精巢位置的準確度較低。有時可能透過檢查結果認為睪丸位於某部位，事實上睪丸卻不在該部位。相反地，有時醫師透過檢查結果判斷睪丸不在某部位，但是睪丸偏偏就在該部位。之所以超音波檢查的準確度較低，是因為超音波檢查會受到檢查部位的周遭組織，以及腸道內空氣的影響。

同樣地，雖然也有放射線檢查可供選擇，但對睪丸進行放射線檢查將會對基因造成影響，因此應避免進行。於此同時，該學會也指出放射線檢查幫助掌握精巢位置的準確度較低。而MRI同樣在準確度方面留有疑問，因此實際透過觸診確認精巢位置或許會是最好的方法呢。

不願接受的醫療行為32

罹患糖尿病時，不應使用滑尺量度管理血糖值

【糖尿病】

美國醫療指導學會

對於因為罹患糖尿病而正接受胰島素（※21）治療的患者來說，滑尺量度或許是個耳熟能詳的詞彙呢。這是一套根據血糖值，調整胰島素用量的方法。而使用採血針刺入指尖，令其出血以測量血糖值的方法則稱做自我血糖監測（SMBG），患者可根據所測得的血糖值改變用藥量。

但是美國醫療指導學會卻指出，即便患者想要以滑尺量度長期控制血糖值，也很難順利進行。一言以蔽之，這樣對患者的負擔實在太重了。

滑尺量度並不是一套幫助預防血糖值過高的方法，而是在患者已經處於高血壓階段時，根據其血糖值高低程度予以控制的方法。許多患者認為滑尺量度是一套不錯的方法，因此努力以

這套方法來管理血糖值。但是在另一方面，卻有臨床研究顯示，這套方法會讓患者所注射的胰島素跟不上身體所需的量，此外也有患者意外發現，無論是短期進行這套方法，還是長期進行這套方法都沒有效。

看樣子導入滑尺量度只會讓患者的負擔增加罷了。當患者測量血糖值與注射胰島素的頻率逐漸變高，以致需要花更多功夫時，最後就會令治療無法持之以恆。此外患者在注射胰島素時不會考慮到用餐時間，因此恐怕也會造成血糖過低的問題。

若是能在基礎的胰島素注射以外，再配合於用餐時注射速效型胰島素，有時將會對治療起到更加良好的幫助，估計也有助於控制血糖值。無論如何，由於糖尿病的治療曠日費時，因此實屬不易。

※21　位於胰臟的胰島β細胞負責分泌胰島素，而胰島素是一種荷爾蒙，具有讓人體各處組織吸收血液中醣類的作用。當胰島素分泌欠佳，或是因為作用失常而無法順利幫助醣類吸收時，血糖值就會過度上升，以致罹患糖尿病。

【糖尿病】高齡者的糖化血色素值只要控制在7．5％就行了

美國老年醫學會

在糖尿病的治療上，要將血糖值降低至何種程度也是醫療界議論的重點所在。普遍而言，當糖化血色素值（HbA1c值）這個血糖值的指標高於6．5％時即為糖尿病。關於該將其數值降低至何種程度才好，以及高齡者是否也須降低至相同程度等議題，醫療界可說是眾說紛紜。

而美國老年醫學會則認為，六十五歲以上的人只要能夠將HbA1c值控制在7．5％以下，則幾乎都不用接受投藥治療，且這類患者普遍都希望平穩地管理自身的HbA1c值。之所以會這麼說，是因為還沒有臨床研究的依據顯示，針對罹患有第二型糖尿病（※22）的患者，嚴格透過藥物治療降低其血糖值具有益處。

此外亦有臨床研究的依據顯示，使用Metformin這款藥物能夠幫助長期抑制非高齡者的糖尿病患者出現心肌梗塞與死亡的風險。另一方面，亦有研究指出，若是在治療糖尿病時，透過服藥將HbA1c值控制在7％以下，則反而會連帶導致死亡率上升等害處呢。

研究數據亦一貫性地顯示，嚴格地將高齡者的血糖值控制在過低狀態，將會導致罹患低血

糖症的風險上升。

雖說亦有理論指出，透過藥物讓血糖值急遽降低對微血管的健康有益，但是最近在糖尿病治療方面，專家學者則認為醫師在設定患者長期控制血糖值的目標時，必須先考量到患者的期望、健康狀態、平均壽命等因素，再加以決定。

而該學會亦在下面提出了合理的血糖值目標：「當高齡者的平均剩餘壽命仍較長時，建議將HbA1c值控制在7．0%～7．5%的範圍內；當高齡者的平均剩餘壽命已經低於十年且患有較少的併發症時，則建議將HbA1c值控制在7．5%～8．0%的範圍內；當高齡者罹患有複數併發症，同時平均剩餘壽命也比前者還短時，則建議將HbA1c值控制在8．0%～9．0%的範圍內」。

在治療時不要勉強降低血糖值，如此一來對高齡者的負擔會比較少。而就結果而論，這麼做也得以提升高齡者的生活品質。

※22　糖尿病可分為第一型糖尿病與第二型糖尿病，其中的第一型糖尿病是由於遺傳因素，導致患者無法調整血糖值；好發於孩提時期。另一方面，第二型糖尿病則是由於暴飲暴食等生活習慣上的問題，導致患者調整血糖值的能力疲乏，進而發病；好發於中高年齡層。

【糖尿病】

第二型糖尿病患者應避免每天多次自行測量血糖值

美國內分泌學會、美國臨床內分泌醫學會、美國老年醫學會

乍看之下，自我血糖監測能夠幫助輕鬆掌握自身血糖值，因此具有管理症狀與進行治療上的意義。誠如在「不願接受的醫療行為32」所做之介紹，這是一種使用採血針刺入指尖，令其出血以測量血糖值的方法。但是並不建議所有患者都使用該方法。

美國內分泌學會以及美國臨床內分泌醫學會強調，當第二型糖尿病患者所服用的藥物並不會造成血糖過低的症狀時，則應避免每天數次進行自我血糖監測。因為一旦達成了管理目標，並得以預測自我血糖監測的結果之後，即便再多次進行自我血糖監測，也幾乎無法獲得任何效果了。

但是在出現罹患急性疾病、增加服藥量、體重出現顯著變化、血糖值偏離糖化血色素值（HbA1c）的目標值等情形時則屬於例外，可以每天進行多次自我血糖監測。唯有可以從中獲得有助於治療的資訊時，或是可以幫助調整療程內容時，進行自我血糖監測才有意義。

同樣地，美國老年醫學會也指出，不建議沒有使用胰島素的第二型糖尿病患者自行於家中進行自我血糖監測。

若是沒有使用胰島素的第二型糖尿病患者，或者是並未服用會造成血糖過低藥物的患者，進行自我血糖監測並沒有益處。自我血糖監測不僅會在費用上對患者造成負擔，更有可能對診斷以及治療等面向造成負面影響。因此美國老年醫學會與前面兩個學會也抱持相同看法，建議患者唯有在用藥量、飲食內容、運動療法內容等出現改變時，才可以實施自我血糖監測。

我們沒有必要接受已經可以預測結果的檢查，仔細想想這或許也是理所當然的事情呢。

雖說花費會根據測量次數而有所不同，但是在日本進行自我血糖監測每個月大致都需花費五千至一萬日圓，各位可以試著分辨這樣做究竟有沒有意義。

不願接受的醫療行為35

【整型外科】出現腰痛症狀之後，不要於六週以內接受影像檢查

美國家庭醫學會、美國內科醫學會

相信許多人都曾經因為腰痛而去醫院看診，但是在拍攝了腰部X光片之後，醫師卻表示沒有甚麼異常，於是只拿了幾塊藥布就回家了。根據複數的調查結果顯示，也證明腰痛是在日本最常出現的症狀。而腰痛同樣在美國形成一大問題。

美國家庭醫學會則對出現腰痛症狀之後，於六週內接受影像檢查的做法予以否定，除非在六週內出現了「紅旗症狀」。所謂的「紅旗症狀」，指的則是疑似有嚴重腰痛、嚴重神經障礙、骨骼與肌肉嚴重發炎等非同小可症狀的情形。此外若是患者符合有外傷病史、出乎意料的體重減輕、免疫抑制、癌症病史、正接受靜脈投藥、正在使用類固醇、罹患有骨質疏鬆症、年齡超過五十歲等條件時，也可以於出現腰痛症狀之後的六週以內接受影像檢查。

而美國內科醫學會也認為若是沒有特殊原因，在出現腰痛時不應進行影像診斷，這讓美國家庭醫學會的說法變得更加強而有力。當發現特殊疾病與脊椎異常並非造成腰痛的原因，且根據患者的病例與身體檢查結果也找不到甚麼特殊原因時，則進行單純的X光檢查、CT檢查、MRI檢查等影像檢查也無法幫助改善症狀，因此沒有進行這些檢查的需要。

美國家庭醫學會亦強調，幾乎所有腰痛都無須進行影像檢查，若是因為進行影像檢查而偶然發現其實與腰痛無關的異常，就有可能搞得需接受無用的手術，乃至於衍生出其他問題，因此在腰痛時接受影像檢查對患者可說是有害無益。

在日本只要花上五千日圓就可以輕鬆地在整型外科接受檢查，但是或許這些檢查大多是在做無用功呢。

【整型外科】

閃到腰後不可馬上接受X光檢查

美國職業與環境醫學會、北美脊椎醫學會

美國職業與環境醫學會指出，當勞工朋友因為沒有特別原因的急性腰痛而就醫時，即便他是閃到腰，也不可以馬上接受X光檢查。而即便醫師懷疑患者的急性腰痛是所謂的「紅旗症狀」，也無須為每位患者進行X光檢查。

該學會也提醒，勞工朋友在接受職前身體檢查時，不應額外接受腰椎X光檢查，這也是一個與腰痛有所關聯的部分。畢竟職前身體檢查只是為了判斷個人對勞務工作的應對能力，若是接受腰椎X光檢查就需要負擔多餘費用，且曝露在對身體有害的放射線之下。該檢查不只與業務執行能力無關，也不具備預測未來傷病的效果。

而北美脊椎醫學會亦指出急性腰痛無須進行影像檢查，針對沒有特別理由的急性腰痛，若是醫師判斷並不屬於「紅旗症狀」，就不應於六週內進行MRI檢查等影像診斷。

該學會認為，在出現閃到腰的症狀之後，即便於六週以內接受腰椎影像診斷也無法幫助症狀改善，同時亦嚴肅不苟地指出，這樣做只是徒增花費罷了。而腰痛在美國是所有就診理由當中第五多的症狀，可說是相當常見的。因此患者不僅沒有餘裕在每次出現腰痛症狀時接受影像檢查，其實也沒有必要接受。

在腰痛時拍攝腰部X光片一事頗受人詬病。

不願接受的醫療行為37

腰痛時不可以完全休養【整型外科】

北美脊椎醫學會

北美脊椎醫學會主張，不建議為了治療腰痛，而採取讓患者連續臥床休養達四十八小時以上的處置。這反映了腰痛時反而宜動不宜靜的潮流。在過去，腰痛時應該多加休養的想法曾經蔚為時代主流。而該學會指出，根據臨床研究顯示，在治療腰痛患者時，連續讓其臥床休養達四十八小時以上的處置並沒有益處。隨著醫學進步，醫療界在腰痛的診斷、治療等應對方式上也逐漸出現改變。

【整型外科】

罹患風濕時，不可隨意接受MRI檢查

美國風濕病學會

風濕（※23）所造成的關節炎儼然成為問題。患者接受MRI檢查以檢查關節狀態的情形也並不罕見。但是美國風濕病學會卻指出，不可以為了檢查關節炎而隨意實施MRI檢查。考量到類風濕性關節炎的診斷以及預後，實施MRI檢查並不適切。根據至今為止的臨床研究顯示，也認為不要實施MRI檢查較為妥當。

該學會亦指出，相較於透過MRI檢查所獲得的價值，檢查費用著實過高。或許透過一次MRI檢查發現患者有骨浮腫（※24）的症狀時，醫師就可以預測風濕的病情發展，但是在現行的標準醫療行為當中，MRI檢查的費用著實過高，該學會亦將之視為問題。而在日本接受MRI檢查的費用則約為三萬日圓。而日本國內因為患者只需自費負擔三成費用，因此比較不會構成問題，但是對於使用MRI來檢查關節炎一事，國外已經有將之批評為過度診斷的聲音傳出，我想讓各位知道這件事也還不錯呢。

所謂的標準醫療行為，係指以透過診察與單純X光檢查來應對患者症狀的做法。而該學會則認為標準醫療行為就足以診斷風濕了。

※23 當出現感染病與癌症等異常時，血液中的抗體就會產生作用，令感染病與癌症失去傷害身體的能力。但有時候抗體也會出現問題，因而開始攻擊體內的正常細胞。這稱做自體免疫系統疾病。風濕就是一種自體免疫系統疾病，會對關節、骨骼、肌肉等組織造成傷害。

※24 類風濕性關節炎是一種人體抗體自行破壞骨膜、軟骨等骨骼組織的疾病。當骨骼因此受損，有時水份會滲入骨骼當中，令其處於膨脹狀態。此時的問題在於骨骼不耐外力撞擊，很容易因此讓關節受破壞的程度加重。

不願接受的醫療行為39 【整型外科】

罹患風濕時，不可馬上使用生技醫藥品

美國風濕病學會

針對風濕進行生物製劑，亦即生技醫藥品投藥治療的做法相當普遍。風濕是一種自體免疫疾病，此時體內將會產生一種名為抗體的蛋白質，並開始攻擊人體組織。而生技醫藥品這種藥品則是應用了人體與生俱來的機制，藉此抑制造成抗體攻擊人體組織的要因。而日本目前也正廣泛地將抗體醫藥品等生技醫藥品活用於風濕治療上。

生技醫藥品因為治療效果優異而備受好評，但是在另一方面，患者每年的藥劑費用將會高達百萬日圓以上，因此在日本，乃至於海外都被視為問題。因此醫療界傳出「批示」，希望醫師能夠在治療風濕時先試著使用滅殺除癌錠（Methotrexate）等價格較為低廉的藥品。若是改使用滅殺除癌錠，患者每年的藥劑費用就可以抑制在三萬至八萬日圓。

而美國風濕病學會則對開立生技醫藥品一事持慎重態度，表示在開立滅殺除癌錠以及其他種非生物性的風濕製劑（DMARDs）給類風濕性關節炎的患者服用前，不可以開立生技醫藥品給患者服用。

滅殺除癌錠以及其他種非生物性的風濕製劑（DMARDs）對許多類風濕性關節炎患者起到療效，比生技醫藥品更早被使用於風濕治療上。而該學會認為，剛開始治療類風濕性關節炎時，應該先使用一般的非生物性風濕製劑（DMARDs）。除非醫師判斷該位患者不可使用上述藥物，否則都應該要優先使用。

美國風濕病學會表示，醫師在最初的三個月應該要先讓患者同時使用數種非生技醫藥品的DMARDs，或是單純使用滅殺除癌錠來治療風濕，若發現沒有獲得良好反應時，則可以考慮使用生技醫藥品。

但是當關節嚴重發炎，有強烈疼痛，且預後較差時，則屬於例外。當關節活動受限、關節外側出現障礙、透過血液檢查確認血液中有類風濕因子、骨骼已經出現損傷等情形就是所謂的預後較差。此時生技醫藥品可能會是第一選擇。但是該學會也採用較為保守的說法，強調只是有此「可能性」存在。

風濕並不只是大人的問題，孩童當中也有人因為罹患風濕而備受折磨。而該學會也提醒，在使用滅殺除癌錠來治療孩童的風濕性疾病時，應該要多加注意。該學會亦指出，若是滅殺除癌錠的投藥量處於穩定狀態時，就無須每隔十二週接受毒性檢查。患者因為服用滅殺除癌錠而出現急性副作用的情形相當少見。明明出現急性副作用的風險較低，卻仍每隔一至兩個月就接受毒性檢查的話，反而有導致治療無故中斷的疑慮，進而造成問題。

因此該學會表示，唯有在開始使用滅殺除癌錠時、增加用藥量時，或是患者罹患有肥胖、糖尿病、腎臟病、乾癬（※25）、全身性幼年型特異性關節炎、唐氏症等疾病時，孩童患者有酗酒情形時、正在服用具肝毒性或骨髓抑制等副作用的藥物時，才建議頻繁實施毒性檢查。

※25　一種全身出現紅色斑塊的疾病，歐美人的罹患率較高。研究指出這是一種自體免疫疾病，原本應該要保護身體安全的免疫功能因故開始攻擊患者體內的組織。

不願接受的醫療行為40

【整型外科】

不要隨意接受詳細的抗核抗體檢查

美國風濕病學會

當體內製造出「抗體」這種幫助抵禦外敵入侵的蛋白質，但是抗體卻因故開始攻擊體內組織時，風濕以及乾癬等自己免疫疾病的症狀就會隨之出現。

令人驚訝地，抗體會將體內各個組織視為攻擊目標。細胞核也是其中之一。細胞核負責保存遺傳資訊，在人體中的職責相當重要，而在罹患風濕時，人體內就會產生一種對細胞核展開攻擊的抗體，亦即「抗核抗體」。

目前有多種檢查項目都與抗核抗體有關，而醫師則會視需要對患者實施這些檢查項目。但是也不能全憑醫師喜好，一股腦地對患者實施這些檢查項目。

而抗核抗體的檢查又可分為綜合性地檢查各抗核抗體的簡易檢查，以及詳細檢查個別抗核抗體的詳細檢查。美國風濕病學會要求醫師自制，要先為患者實施綜合性的簡易檢查之後，才可以實施個別檢查。

同時該學會亦指出，唯有在患者的抗核抗體呈現陽性反應，有罹患免疫性疾病的疑慮時，才可以實施抗核抗體的詳細檢查。患者當然都想要盡早接受詳細檢查，但是毫無意義地接受過度檢查的情形儼然成為問題。

若是將抗核抗體的簡易檢查譬喻成「母」，則詳細檢查就相當於「子」。抗核抗體的詳細檢查乃是以抗雙螺旋結構DNA、RNP、SSA、SSB、Scl－70、著絲點（centromere）的抗體，以及抗Sm抗體做為對象。而當抗核抗體為陰性時，上述抗體通常也會是陰性，因此不該先進行抗核抗體的詳細檢查。

而日本的醫療機構有時也會因為擔心患者是罹患自體免疫疾病，為求保險起見而一口氣進行詳細檢查，也就是說，此時醫師會突然實施「包含所有項目的檢查」。而在日本，進行包含所有項目的檢查需花上四千至五千日圓的檢查費用。而醫師應該要先對患者進行只要約一千日圓就可以搞定的簡易檢查才對。

根據該學會指出，有時患者因為罹患某種肌肉炎而接受簡易檢查之後，結果顯示為陰性，但是在進一步接受詳細檢查之後，抗Ｊｏ－１抗體卻顯示為陽性。除此之外，當患者罹患狼瘡腎炎、修格蘭氏症候群（※26）等疾病時，有時也會只在進行詳細檢查之後，顯示抗ＳＳＡ抗體為陰性，這些都屬於例外情形。雖說如此，該學會仍說明，應避免胡亂接受廣泛的自我抗體檢查。唯有在估計有罹患特定疾病的可能性時，才可以接受詳細的自我抗體檢查。

除此之外，該學會亦補充說明，當孩童風濕性疾病患者接受抗核抗體的簡易檢查之後，結果顯示為陰性時，則不可以實施「自我抗體群組檢查」。所謂自我抗體群組檢查，指的則是包含上述相關抗體檢查項目在內的詳細檢查。

該學會指出，50％的孩童都會有筋骨方面的疼痛症狀，並表示目前尚未有臨床研究結果顯示，在沒有風濕性疾病史、身體檢查之依據的前提下，對孩童實施自我抗體群組檢查會有幫助。原本孩童就有常出現肌肉痛、關節痛等症狀的傾向，之所以會有上述症狀，是因為活力充沛地到處動來動去，這是孩童處於「調皮搗蛋期」的特徵所在。即便對處於該時期的孩童進行詳細檢查，也沒有意義。

而自我抗體群組檢查要價頗高，該學會表示根據臨床研究的驗證結果，顯示即便限制自我抗體群組檢查，仍然能夠維持診斷效果，同時幫助減輕患者的花費。唯有在進行抗核抗體檢查之後，結果確認為陽性時，才該實施自我抗體群組檢查。

而該學會亦提醒，當孩童罹患有炎症性關節炎或是全身性紅斑性狼瘡（※27）時，不可以多次實施抗核抗體檢查。

在診斷屬於一種風濕性疾病的全身性紅斑性狼瘡時，孩童身上也有抗核抗體存在的事實具有重要意義。只要檢查結果為陽性，就能夠以此做為契機，判斷為患有炎症性關節炎的孩童進行精密檢查。雖說如此，臨床研究結果亦指出，不可以多次進行檢查。

※26　誠如文中所述，當罹患自體免疫疾病時，抗體會自行攻擊體內組織，以致造成諸般問題。而狼瘡腎炎也是其中一種。此時攻擊體內組織的抗體將會與攻擊目標結合，造成腎臟阻塞的障礙。另一方面，修格蘭氏症候群則是因為自我抗體攻擊並破壞負責製造淚液與唾液的腺組織而造成的障礙。

※27　患者皮膚將會出現宛如遭狼咬傷的發紅病變，故名「狼瘡」。

【整型外科】

每十年接受一次DEXA檢查幫助掌握骨質疏鬆症

美國家庭醫學會、美國風濕病學會

所謂骨質疏鬆症，係指一種骨骼強度隨著年齡漸長而衰退的疾病。醫師可以透過骨質密度降低的程度來檢測是否罹患骨質疏鬆症，而做為其方法的「DEXA檢查（雙能量X光骨質密度檢查）」使用X光進行，目前已經變得越來越普遍。但是醫療界也正在議論，究竟哪些人才需要接受上述檢查。順帶一提，在日本接受DEXA檢查需花費約四萬日圓。

美國家庭醫學會指出，當女性年齡低於六十五歲，男性年齡低於七十歲，同時也並非罹患骨質疏鬆症的高風險群時，就不應該實施DEXA檢查。而隨著年齡越高，接受DEXA檢查的性價比將會隨之提升，在這個時候才有接受檢查的意義。而年齡層較低，罹病風險也較低的人，則接受DEXA檢查的性價比也隨之下滑。女性的六十五歲，以及男性的七十歲則是其分水嶺。

而美國風濕病學會也表示，以DEXA檢查來檢查是否罹患骨質疏鬆症時，實施次數以每兩年一次為限，不宜超過上述次數。

該學會亦指出，醫師在進行骨質疏鬆症的初步檢查時，應遵照美國國家骨質疏鬆症基金會的醫療指引。雖說該醫療指引在二〇一四年時尚未明確提出ＤＥＸＡ檢查的最佳實施間隔，但是該學會仍說明，每兩年一次為適當的實施頻率，無須超過此頻率。

即便在短期內多次以ＤＥＸＡ檢查儀器檢測骨質密度的變化，骨質密度其實也比較不可能在短期內突然大幅下滑。普遍而言，骨質密度的下滑都是長期而循序漸進的。而每次接受檢查的數值也都會有些微偏差，因此即便在較短的期間內再次接受檢查，且結果顯示骨質密度下滑，骨質密度也不一定是真的下滑了。

該學會表示，即便是罹病風險較高的患者，但是只要正在接受藥物治療，則透過ＤＥＸＡ檢查所檢測的骨質密度變化並不一定會與骨折可能性有所關聯。而若是能夠確保每次ＤＥＸＡ檢查間隔有充分時間，測量骨質密度時就得以確實掌握骨質密度下滑的程度，也能夠將該結果活用在療法的變更上。此外若是醫師預測骨質密度突然大幅下滑時，則頻繁進行ＤＥＸＡ檢查才將具有意義。

而近期更有臨床研究報告顯示，年齡在六十七歲以上的健康女性無須以短於十年的間隔多次接受ＤＥＸＡ檢查。即便將檢查的間隔縮短，罹患骨質疏鬆症的風險也不會因此改變。

葡萄糖胺與軟骨素對退化性膝關節炎無效

美國整型外科醫學會

葡萄糖胺與軟骨素是廣為人知的營養補給品（※28）。有業者宣稱它們能夠有效打造得以靈活動作的膝關節。而使用這種營養補給品每個月需花費約三千日圓，售價較為昂貴者則需花費約一萬日圓。

但是美國整型外科醫學會卻斷然表示，退化性膝關節炎的患者即便出現相關症狀，也不應使用葡萄糖胺與軟骨素。該學會指出，葡萄糖胺與軟骨素無法幫助舒緩退化性關節炎患者的症狀。說到底，它們仍然停留於健康食品的範疇。

※28 葡萄糖胺與軟骨素等成分都與軟骨合成有關，業者認為補充其合成成分應該對膝關節等關節疼痛、損傷等症狀有效，目前是備受矚目的健康食品。

罹患退化性膝關節炎時，不應接受關節腔灌洗

美國整型外科醫學會

退化性膝關節炎是一種因為膝蓋發炎，導致膝蓋軟骨磨損，乃至於膝關節本身受損的疾病。有時候醫師會採用膝關節腔灌洗來應對退化性膝關節炎。但是美國整型外科醫學會卻反對醫師為了舒緩患者症狀，而長期對退化性膝關節炎患者進行關節腔灌洗，即便該位患者已經出現相關症狀。

誠如其字面的意思，關節腔灌洗就是使用乾淨的生理食鹽水或者是玻尿酸沖洗關節腔，藉此洗淨蓄積於關節內部之髒汙液體的手術。一旦關節發炎，在關節內部導致發炎的白血球類就會滋生，因而導致水份增加。此時醫師則會使用針筒將蓄積於關節內部的水份抽出，以防止症狀惡化。

乍看之下，這樣做似乎能夠產生效果，但是該學會卻指出，即便對已經出現相關症狀的退化性膝關節炎進行上述治療，也沒有任何意義。上述治療無法幫助改善疼痛、膝蓋功能退化、行走速度遲緩、膝蓋僵化、壓痛、腫脹等症狀。亦即代表說，這麼做可說是於事無補。乍看之下或許具有意義，但是希望各位不要被腦袋中的刻板印象所左右了。雖說在日本接受關節腔灌

洗手術費用僅需要約一千日圓，不會對荷包造成太大傷害，但是各位根本就無須接受無用的醫療行為啊。

不願接受的醫療行為44

【整型外科】

罹患退化性膝關節炎時，使用「矯正鞋墊」僅具備安慰作用

美國整型外科醫學會

退化性關節炎是一種膝蓋發炎，並逐漸變形為O型腿或是X型腿的疾病。而為了減輕膝蓋負擔，有時候在患者的鞋子內放入矯正鞋墊也是可行的應對方式，但是有學會提出見解，表示矯正鞋墊無法幫助減輕疼痛，乃至於改善膝蓋功能。

美國整型外科醫學會對退化性膝關節炎患者使用矯正鞋墊一事持消極態度，認為當患者的骨骼或是軟骨出現異常症狀時，則不可以在鞋底放入幫助調整足弓角度的矯正鞋墊。

有臨床研究將實驗者分為使用具特定角度的矯正鞋墊，以及使用正常的平坦鞋墊，再從中細分為腳踝有採貼布包紮固定，以及沒有採貼布包紮固定的兩組實驗者以進行比較研究。除了上述臨床研究以外，專家學者亦綜合性地驗證複數臨床研究結果，發現當中並未顯示在使用具

特定角度的矯正鞋墊，以及其他相關裝具之後，患者的症狀獲得改善。也或許矯正鞋墊多少具有改善退化性膝關節炎症狀的效果，但是這實在沒有甚麼意義。

矯正鞋墊僅具備「安慰作用」。

不願接受的醫療行為45

【婦產科】想要拿口服避孕藥，不需要先接受陰道內診

美國家庭醫學會

日本醫師在開立俗稱為「藥片（pill）」的口服避孕藥給患者服用時，常常都會先進行陰道內診。但是美國家庭醫學會卻提出了醫師無須先對患者進行陰道內診的見解，表示在開立口服避孕藥給患者服用時，無須先進行陰道內診等身體方面的診察行為。

該學會強調，幾乎對於所有女性來說，添加有荷爾蒙的口服避孕藥都是安全而有效的避孕方式，因此具備高度利用價值。但是於此同時，該學會亦說明，根據至今為止的臨床研究顯示，在開立口服避孕藥給患者服用時，醫師無須對患者的陰道與乳房進行診察。取而代之地，醫師只需要傾聽患者病歷，並配合血液檢查就行了。

相信對於廣大的女性朋友來說，這樣會讓口服避孕藥變得更方便使用。

美國家庭醫學會、美國婦產科醫學會

不願接受的醫療行為46

不可以在懷孕期滿前促進分娩與剖腹【婦產科】

時至今日，「趁胎兒體積較小時生產的風險較小」的看法已經被視為謬誤。美國家庭醫學會就指出，在懷孕滿三十九週以前，孕婦不可以接受促進分娩與剖腹。也就是說，懷孕三十九週至四十一週屬於足月妊娠，在此之前都不應隨意進行人工催產。

研究指出，若是在懷孕滿三十九週以前分娩，將可能造成新生兒的學習能力出現障礙。於此同時，也可能會提高罹病與死亡的風險。而醫學條件也明確訂定當母體或是胎兒處於某些狀態，譬如母體罹患妊娠高血壓時，即有必要在懷孕滿三十九週以前進行促進分娩或剖腹。若是無視上述臨床基準，則即便透過檢查發現胎兒的肺部已經成熟，仍無法做為可進行分娩的基準。該學會指出，即便胎兒已經可以呼吸，仍應避免太早讓胎兒離開子宮。

而美國婦產科醫學會亦持相同看法，表示不應在懷孕滿三十九週前促進分娩與剖腹。

【婦產科】即便懷孕期滿，基本上也不應促進陣痛

美國婦產科醫學會、美國家庭醫學會

醫師不應隨意進行促進分娩。前一項目提到的是早產這種「特殊案例」，而即便是正常生產，同樣也不應隨意促進分娩。而美國婦產科醫學會亦叮嚀，即便孕婦已經處於懷孕滿三十九週至四十一週，但若醫學判斷顯示並不適合促進分娩，且孕婦的子宮頸並不適合進行生產時，則不可隨意促進分娩。也就是說，並非懷孕期滿就可以盡快將胎兒給生下來。

該學會的立場為「無論何時，分娩都以自然開始為佳」，同時也要求醫療從業人員要充分與患者討論人工催產的風險與報酬，譬如說明「若是促進分娩進行得不順利，則有可能須進一步接受剖腹，以致對子宮頸造成傷害」等後果。該學會說明，若是醫學判斷顯示並不適合促進分娩時，則應再三考慮，謹慎為之。

而美國家庭醫學會亦提出相同方針，指出即便是懷孕滿三十九週至四十一週，但若醫學判斷顯示並不適合促進分娩，同時患者的子宮頸狀態也欠佳時，則應避免促進分娩。看法與美國婦產科醫學會如出一轍。該學會認為「無論何時，分娩都以自然開始較為理想」，其他看法也與前者全然相同。

【婦產科】

避免為了決定是否墮胎而接受「NIPT檢查」

美國母子學會

自二〇一三年起，在日本也開始可以接受「非侵入性胎兒染色體基因檢查（NIPT檢查）」，此檢查獲得世人極大關注。只要對孕婦進行血液檢查，就可以判定胎兒是否有染色體異常的問題。由於胎兒的染色體會混入孕婦的血液當中，因此能夠透過孕婦血液檢測胎兒的染色體，但是此檢查卻具有無法100%掌握胎兒染色體是否有異常的問題。

因此美國母子學會要求在沒有特殊風險時，醫師不可為了決定是否墮胎而對孕婦實施NIPT檢查。唯有在生產時有：孕婦年齡超過三十五歲、在接受類似的血液檢查或母體血清篩檢（※29）、超音波檢查之後，胎兒有染色體異常的疑慮、孕婦上次產下的胎兒有染色體異常等風險，且為單胎妊娠時，才可以實施NIPT檢查。

若是孕婦的風險較低，並不符合上述條件時，則無法確定實施NIPT檢查是否有用。之所以會這麼說，是因為NIPT檢查可能出現誤差，有時胎兒明明沒有染色體異常，檢查結果卻顯示為陽性；反之有時胎兒明明有染色體異常，檢查結果卻顯示為陰性。而在檢查三染色體13&18（Trisomy 13&18）時，則特別容易出現上述問題。

當檢查結果顯示為陽性時，則應在決定墮胎之前，實施進一步的檢查。該學會說明，在實施NIPT之前，先進行諮詢一事也相當重要。而患者在接受NIPT檢查之前，也需要先掌握其優點與極限。

※29 所謂母體血清篩檢，是一種幫助檢測胎兒是否有唐氏症等染色體異常的檢查。當胎兒有染色體異常時，母體血液中的特定物質就會增加，而此篩檢就是應用了上述現象。透過檢測四種物質的含量多寡，就能夠幫助判定胎兒是否有染色體異常的可能性。由於僅靠血液檢查就可以進行判定，因此被廣泛用於產檢。

不願接受的醫療行為49【婦產科】

即便懷雙胞胎，也不可以縫合子宮頸管

美國母子學會

懷雙胞胎時，孕婦的子宮有可能無法承受過度膨脹，因此早產的可能性較高。若是孕婦的子宮頸較短，則早產的疑慮就更高了。而子宮頸管縫合手術能夠幫助縫合做為子宮出口的子宮頸管。但是美國母子學會卻否定子宮頸管縫合手術，表示不應對懷雙胞胎，且子宮頸管較短的女性實施子宮頸管縫合手術。

研究指出，當子宮頸管較短的女性懷雙胞胎時，則有較高的風險早產。但是在分析了臨床研究，乃至於多數報告數據後，結果顯示子宮頸管縫合手術非但無益，更對孕婦與胎兒有害。因為子宮頸管縫合手術反而增加了早產的風險。原本認為接受該手術治療會比較好，結果卻反受其害的案例也不在少數。

不願接受的醫療行為50

【腎臟泌尿器官】

進行慢性人工透析時，相關人士應取得共識

美國腎臟醫學會

美國腎臟醫學會提醒，除非患者與其家屬、醫師之間已然取得共識，否則不可以開始進行慢性人工透析。該學會說明，醫師在陪同患者做出決定的過程當中，必須傾聽患者的希望，並根據其內容提供預後，乃至於進行人工透析可能的益處與害處。

有部分臨床研究報告顯示，當高齡者罹患有複數併發症時，若是不接受人工透析，則即便接受包含藥物治療在內的保守治療，也對生存率於事無補。而即便沒有併發症，醫師也必須詳加解釋，讓患者理解自己必須終身接受人工透析，這點相當重要。

日本是全球首屈一指的透析大國，每年都有將近四萬人開始接受人工透析。該學會提醒，當醫師在進行人工透析時，必須確實與患者取得共識。

不願接受的醫療行為51

【腎臟泌尿器官】睪固酮濃度正常的勃起障礙患者，即便補充睪固酮也於事無補

美國泌尿科醫學會、美國內分泌學會、美國臨床內分泌醫學會

勃起障礙，亦即ＥＤ乃是一大問題。而補充睪固酮（※30）則是治療時的選擇之一，該治療在效果上尚留有不明確的部分。美國泌尿科醫學會指出，針對睪固酮濃度正常的勃起不全男性，不應再補充睪固酮。

根據臨床研究顯示，補充睪固酮的治療能夠幫助提高男性的性慾。而在另一方面，臨床研究亦否定補充睪固酮治療勃起不全的效果，至少補充睪固酮對睪固酮濃度正常的男性無效。因為患者即便透過補充睪固酮提高了性慾，也對勃起沒有幫助。

而美國內分泌學會與美國臨床內分泌醫學會亦指出，只要生物化學研究尚未證明睪固酮濃

度不足是導致勃起不全的原因，就不可以讓勃起障礙患者補充睪固酮。同時上述學會亦表示，當男性年齡漸長，則即便沒有生病，睪固酮濃度也會逐漸降低，以致諸般症狀叢生。而在罹患某些疾病之後，也常常會隨之發現患者有睪固酮濃度偏低的情形。

而所謂的睪固酮補充療法不僅會產生重大副作用，同時更伴隨龐大費用。因此上述學會強調，在進行睪固酮補充療法之前，務必要先透過生物化學檢查，見此確認患者是否有性激素濃度偏低的情形。而美國的醫療指引亦要求醫師要一連數天，在早上檢查患者的睪固酮總量。若是發現在檢查過程當中，有任何一天的睪固酮濃度偏低，則可連帶判斷睪固酮總量偏低。而游離睪固酮與生物活性睪固酮的濃度也可以做為參考。

直到最近為止，還是幾乎沒有臨床研究顯示補充睪固酮對於睪固酮濃度正常的男性勃起障礙具有效果。而在日本，補充睪固酮每個月須花費約兩萬日圓，因此若是知道補充睪固酮對勃起障礙的病情沒有幫助時，就應該要盡可能避免。

※30　睪固酮即為所謂的男性荷爾蒙，能夠幫助孕育男人味，英文寫為 Androgen。

【消化器官】

胃造廔對失智症患者沒有意義

美國醫療指導學會、美國安寧緩和醫療學會、美國老年醫學會

誠如第一章所做之介紹，高齡者的胃造廔儼然成為了一個大問題。特別是當高齡者罹患失智症，並喪失認知能力的時候，接受胃造廔即代表只是單純地透過將營養液注入胃中以延長壽命。針對上述狀況，美國醫療指導學會強調，失智症患者應該要從嘴巴攝取營養，而不該做胃造廔。

之所以會這麼說，是因為根據臨床研究顯示，已經明確指出對於罹患重度失智症的患者而言，做胃造廔不僅無法延長壽命，同時還會降低生活品質。

當患者的身體功能因為疾病而大幅下滑，且病情加重至處於長期無法進食的狀態時，即便透過人工手段攝取營養來蒙騙身體，也無法幫助恢復健康。

雖說之所以醫師要幫患者做胃造廔，也是考量到這類患者自行進食時有可能不小心讓食物掉入氣管，導致「誤吞嚥」的情形發生，但是即便做胃造廔，也不能夠幫助減少誤吞嚥的意外。有時候液態的營養液也會自胃部逆流至患者的口中，以致造成誤吞嚥。

除此之外，有時胃造廔也會造成腹瀉與腹痛，乃至於對導管插入部位帶來不適。而透過胃造廔攝取營養時，患者的行動會受到抑制，以致對人際交流造成阻礙。因此該學會表示，果然還是希望重度失智症患者能夠在照護者的輔助之下經口攝食。

而美國安寧緩和醫學學會也提出了相同結論，表示根據臨床研究顯示，胃造廔並不具有改善患者存活率，乃至於預防誤嚥性肺炎、褥瘡（壓瘡）等症狀的效果。

非但如此，做胃造廔反而會令褥瘡加劇，並對患者的身體面強加負擔，同時讓患者難以接受藥物治療。而對重度失智症患者來說，相較於確實補充營養，舒適的生活以及正常的人際交流往往更為重要。

美國老年醫學會也持相同看法，認為不管照護者是謹慎地親手餵患者吃飯，乃至於讓患者透過胃造廔進食，在延長壽命的效果上都並無二致。而基本上，在照顧失智症患者時，應該要讓患者的用餐方式還像是個人類。

【消化器官】

因胃酸倒流而胸口灼熱時，應避免隨意使用藥物

美國胃腸病學會、美國醫院醫學會

胃酸逆流會令食道與喉嚨灼傷，俗稱為「火燒心」，最近又被稱做「胃食道逆流症（GERD）」。而醫師常常會使用制酸劑來治療此症狀。

而美國胃腸病學會則說明，長期使用質子幫浦阻礙劑（PPI）或者是H2受體拮抗劑等制酸劑來治療胃食道逆流症時，在治療過程當中應該要逐漸減少其使用的劑量，將使用劑量控制在足以產生藥效的最低範圍之內。也就是說，該學會希望將上述藥物的用量縮減至最低底線。

而在減少制酸劑用量，乃至於完全停藥的過程當中，有時患者會出現症狀惡化的情形。該學會指出，在考量維持療法的必要性，以及是否該減輕用藥量時，相較於是否能夠舒緩症狀，醫師更應該要注意到症狀是否會對患者日常生活造成困擾的部分。若是偶爾才會出現火燒心的症狀，不至於對日常生活造成困擾時，自然是以不要用藥為上。

下面讓我來談談美國醫院醫學會對新生兒的胃食道逆流症有何看法，這部分稍微涉及專業的醫療領域。

該學會表示，不應隨意使用制酸劑來治療新生兒的胃食道逆流症。之所以會這麼說，是因為根據臨床研究顯示，制酸劑並不具備抑制兒童胃食道逆流症的效果。

而兒童胃食道逆流症的診斷標準較不明確，因此對新生兒使用質子幫浦阻礙劑一事也將產生疑慮。由於制酸劑對新生兒的效果不甚清楚，使用制酸劑也可能對新生兒有害，因此該慎重為之。

不願接受的醫療行為54

【消化器官】

罹患巴雷斯特食道症時，不可重複接受檢查

美國胃腸病學會

對於各位來說，巴雷斯特食道症聽起來或許較為陌生。正常來說，食道內膜都會被平坦的細胞所包覆，但是當胃酸逆流時，就有可能導致食道內膜改被偏厚的圓柱形細胞所包覆，就像是胃部般。這就是所謂的巴雷斯特食道症，亦有學會指出根據情形不同，有時巴雷特食道症將會轉變為癌症。

美國胃腸病學會就判斷，當患者確診為罹患巴雷特食道症，且透過第二次的內視鏡檢查確

認細胞並未出現分化不良的情形時，則根據醫療指引，該位患者在接下來至少三年內都無須接受檢診。而所謂分化不良，指的則是癌化可能性之細胞在形狀上的變化。

當醫師判斷患者並未出現細胞分化不良的情形時，巴雷特食道症轉變為癌症的風險就較低。此時在接下來至少三年內，該位患者都無須為了確認是否出現分化不良而接受食道檢查。即便出現細胞變化，也只代表該位患者的病情發展較慢罷了。而對於患者來說，上述做法的負擔較輕，因此較為理想。但是事與願違，許多患者在發現罹患巴雷斯特食道症時，往往會反覆接受檢查。

【消化器官】壓力性胃潰瘍不可採投藥治療

美國醫院醫學會

美國醫院醫學會表示，除非患者有罹患胃腸道併發症的風險，否則不應為預防壓力性胃潰瘍而進行投藥治療。

根據美國的醫療指引顯示，除非患者身處加護病房，否則不應對壓力性胃潰瘍採預防性投藥。也就是說，不論是否罹患胃潰瘍，都不應為了抑制胃酸分泌而隨意使用藥物，但是身處加護病房，病情持續惡化的患者則除外。

除此之外，H2受體拮抗劑與質子幫浦阻礙劑（PPI）雖然被使用於治療壓力性胃潰瘍，但是卻也具有副作用，同時造成患者在醫療費用上的負擔。在日本接受投藥治療即須花費約五千日圓。而這些多餘的醫療行為還因此導致患者容易出現肺炎、困難梭狀芽孢桿菌感染（※31）等併發症。針對出血疑慮較少的胃潰瘍患者，若是醫師能夠遵守醫療指引，就能確實地減少無用的投藥治療，同時消弭副作用的問題。我想對於醫療從業人員來說，這也是一大福音才對。

※31　困難梭狀芽孢桿菌是一種存在於土壤、腸道內等低氧環境的細菌，爆發於醫院的高齡者集團感染儼然成為問題。由於抗生素對此細菌的療效較差，因此有時患者在服用抗生素之後，仍會因為此細菌殘留於腸道內而引發腹瀉，結果擴散傳染給周遭人士。

不願接受的醫療行為56

【呼吸道】
使用肺量計來診斷是否罹患氣喘

美國過敏氣喘免疫學會

肺量計是一種用來檢測肺部功能的儀器。在進行檢查的時候，受檢者要咬住導管，並且用力吹氣、大口呼吸，藉由此動作來檢測出肺部容積以及呼吸能力，相信有測量過肺活量的人都認識它。

而美國過敏氣喘免疫學會則指出，在診斷與治療氣喘之前，應先使用肺量計做初步檢查。當醫師在診斷與治療氣喘時，有時會出現單憑症狀來判斷患者病情的事態。若光是以症狀判斷病情則有導致誤解的疑慮，而有時造成咳嗽的原因也並不一定是氣喘。

因此該學會指出，使用肺量計進行初步檢查是幫助正確診斷不可或缺的步驟。即便是醫療指引也建議醫師優先使用肺量計進行初步檢查，表示此檢查具有診斷上的價值。此檢查能夠有效判定導致患者罹患氣喘的問題背景，以及實際治療效果的優劣等。

相反地，若是單憑病歷、身體檢查的結果等資訊來判定患者病情，則有可能低估或是高估病情。該學會希望設法避免因此導致的害處，譬如診療費用增加、延誤診斷與治療、做出錯誤診斷等。

而在日本，只要一千日圓左右就可以實施肺量計檢查。此時患者必須有所覺悟，若是診斷結果顯示罹患氣喘，則每個月至少須多出以一萬日圓為單位的醫療費用。透過在一開始就做出正確診斷，將幫助避免多餘治療。氣喘在診斷上有過於草率的傾向，因此出現錯誤診斷的案例也不絕於耳。而我認為這是一個各位該知道的重點。

不願接受的醫療行為57

【呼吸道】

輕度氣喘、輕度支氣管炎患者不應接受X光檢查

美國醫院醫學會

罹患氣喘或是支氣管炎時，有時會要接受胸部X光，而美國的學會卻對此情形持否定態度。美國醫院醫學會表示，不應對罹患輕度氣喘、支氣管炎的孩童實施胸部X光檢查。這是因為根據臨床研究顯示，在氣喘與支氣管炎的診療上，胸部X光檢查的效果有限。

在前一項目，我們談到了肺量計的效果，而根據美國現有的醫療指引，在氣喘與支氣管炎的診斷上，只要透過身體檢查結果與病歷就綽綽有餘了。該學會認為，若是可以避免進行胸部X光檢查，反而可以消弭多餘的費用，對患者來說較為重要。於此同時，避免進行胸部X光檢查也不會導致診斷以及治療品質下滑。以日本來說，每少做一次胸部X光檢查，就可以節省約五千日圓。

不願接受的醫療行為58

【呼吸道】

不應對罹患支氣管炎的孩童使用支氣管擴張劑

美國醫院醫學會

當負責將空氣吸入肺部的小氣管發炎，即為所謂的支氣管炎。氣管腫脹發炎將會導致患者較難呼吸，此時醫師則會透過治療幫助支氣管擴張，進而讓呼吸暢通無阻。

但是最近卻有專家學者抱持上述治療毫無意義的看法。美國醫院醫學會表示，不應隨意對罹患支氣管炎的孩童使用支氣管擴張劑。

而美國小兒科學會的醫療指引亦不建議醫師隨意對支氣管炎患者使用支氣管擴張劑。根據至今為止的總論顯示，即便對因罹患支氣管炎而住院的孩童使用支氣管擴張劑也沒有多少效果。該學會提醒，支氣管擴張劑的效果極其有限，而醫療從業人員反而應該要重視支氣管擴張劑的害處才對。

乍看之下，某些治療似乎具有意義，但是在臨床研究的驗證之下，卻發現效果比想像中還要差，上述情形並不少見。譬如此處所介紹的治療也是相同案例。

不願接受的醫療行為59

【呼吸道】

在沒有接受氧氣補充的情況下，不應對罹患急性呼吸道疾病的孩童實施脈動式血氧計檢查

美國醫院醫學會

當病毒或是細菌令呼吸道出現障礙，即為所謂的急性呼吸道疾病。另一方面，脈動式血氧計這種儀器則是在患者指尖裝上探針（probe），藉此測量血液中的含氧量，過程中無須透過針刺採集血液。而除非患者的症狀已經嚴重到需要接受氧氣補充，否則無須多次以脈動式血氧

計測量血氧濃度。美國醫院醫學會希望能夠喚起醫療界與社會大眾的注意，讓醫師不要在患者沒有接受氧氣補充治療的條件下，隨意對罹患急性呼吸道疾病的孩童多次實施脈動式血氧計檢查。

之所以會提出上述的要求，理由乃是出在對罹患急性呼吸道疾病的孩童多次實施脈動式血氧計檢查的意義並不明確。以至今為止的數據來看，連續對患者實施脈動式血氧計檢查只會增加其住院率，乃至於延長患者的住院期間。我想這都是因為醫師覺得患者的血氧濃度過低，因此為求保險起見而做出讓患者住院的判斷。雖然是如此，脈動式血氧計檢查的益處卻尚未得到充分驗證。我想這也是醫師求好心切而進行某種醫療行為，結果卻沒有展現實際效果的案例之一。

在日本，多次進行脈動式血氧計僅需花費約一千日圓，費用並不昂貴，但是我想讓各位知道上述事實也是有益無害。

【呼吸道】

兩歲以下的輕度下呼吸道感染患者不可使用全身性的類固醇

美國醫院醫學會

有的時候，醫師會為了抑制發炎症狀，而讓罹患呼吸道感染的患者服用類固醇。類固醇會降低患者免疫力，因此醫師通常都會避免讓罹患感染症的患者服用類固醇，但是有時候醫師也會以類固醇抑制發炎的效果做為優先考量。而美國醫院醫學會則認為，不該對年紀尚小的孩童使用透過口服類固醇而獲得全身性療效的類固醇療法。

該學會指出，當年齡小於兩歲的孩童罹患輕度下呼吸道感染時，醫師不可對患者使用全身性的類固醇。醫療指引亦表示不建議醫師隨意使用類固醇來治療支氣管炎。除此之外，臨床研究亦發現類固醇對病毒性的下呼吸道感染無效。因此若孩童只是因為罹患輕度感冒而咳嗽不止時，則建議不要讓他服用類固醇。

不可漫無目的地持續進行居家氧氣療法【呼吸道】

美國胸腔醫師學會、美國胸腔學會

在患者因為肺炎或是某些意外而入院接受治療後，有時會因為氧氣吸收出現問題而必須進行居家氧氣療法。接受居家氧氣療法的患者範圍極廣，在進行上乃是採氧氣罩向患者提供氧氣。但是在出院後，患者可不能漫無目的地持續進行居家氧氣療法。

美國胸腔醫師學會與美國胸腔學會要求，當醫師考慮導入居家氧氣療法來治療曾因急性疾病而住院的患者時，必須評估該位患者是否真的需要接受居家氧氣療法。之所以會如此要求，是因為往往當患者的急性疾病康復之後，低氧狀態也會隨之獲得改善。上述學會指出，若是漫無目的地持續進行居家氧氣療法，則可能導致無用花費與資源浪費等情事，因此要求醫師開始讓患者進行居家氧氣療法之後，要在該位患者出院後的九十天以內再次予以評估。

以費用面來說，在日本接受居家氧氣療法每個月需花費約兩萬日圓。而我果然還是希望醫師能夠盡早做出停止讓患者進行居家氧氣療法的判斷。

【過敏】

檢查過敏時，應避免檢查非特異性IgE與非特異性IgG

美國過敏氣喘免疫學會

我建議患者接受有醫學根據的檢查，針對過敏症狀也是如此。

美國過敏氣喘免疫學會就指出，在診斷與治療過敏時，應避免進行免疫球蛋白G（IgG）檢查與非特異性免疫球蛋白E（IgE）檢查。IgG與IgE都屬於免疫物質，前者被用來製作感染病與癌症的抗體醫藥，而後者則會在花粉與塵蟎等過敏物質侵入體內時產生反應，並增加自身數量。

而IgE檢查是相當普遍的過敏檢查項目，特異性IgE檢查則是透過血液檢查幫助患者掌握牛奶、大豆、雞蛋等過敏原。為了要診斷並治療過敏症狀，醫師必須根據患者的病歷，使用其皮膚組織或是血液來實施特異性IgE檢查。而特異性IgE會個別對牛奶與大豆等過敏原起反映，因此能夠幫助進行診斷。

另一方面，臨床研究則尚未證實IgG檢查，以及毫無差別地對諸般非特定過敏原產生反應的非特異性IgE檢查具有效果。非特異性過敏原是常見的過敏指標，而各位也只要將它視為單純的指標就好了。適切的診斷與治療具有優異的性價比，也能夠幫助患者的症狀獲得舒緩。

在日本，接受特異性 IgE 檢查的檢查費用為約一萬五千日圓，且獲得健保給付，因此患者僅需負擔三成，也就是約五千日圓。另一方面，也有醫療機構會對患者實施 IgG 檢查，檢查費用則落在約五萬日圓。而這部分日本的健保並不給付。因此當各位在日本接受過敏檢查時，需要事先了解該檢查並不具備明確的科學依據。

不願接受的醫療行為63

【精神科】不可隨意開立抗精神病藥給患者服用

美國精神醫學會

在針對精神方面的疾病用藥時，若是僅將重點放在精神病上，就無法成功治癒。令人意外地，這或許是大家比較不知道的部分呢。

對此美國精神醫學會則設定了嚴格的規範，表示除非醫師在患者罹病初期檢測出適合其症狀服用的藥物，同時在服藥期間持續性地追蹤副作用，否則就不應該開立抗精神病藥給患者服用。

該學會指出，在開立抗精神病藥時，副作用的問題相當重要。服用這類藥物容易出現代謝症候群、神經與肌肉方面問題、心血管方面的副作用等。因此醫師等醫療從業人員也必須在患者罹病初期就予以正確診斷，明確掌握該位患者是否適合服用這類藥物的依據。此外在服藥期間持續性地追蹤患者狀況，以確定是否出現副作用。

而所謂「適切的初期評估」則包含以下要素。首先針對做為投藥目標的症狀，醫師必須正確設想其罹病原因，在確認患者的體溫與脈搏等常見問題之餘，也要同時確認患者是否有言行等精神醫學方面的問題，乃至於環境面、心理社會面的問題。接下來，醫師則要根據對常見疾病的考察，謹慎地判斷是否可以將眼前的患者診斷為精神病。最後也需同時調查患者是否有代謝症候群與心血管疾病等常見疾病的家族病史。

而所謂「適切的追蹤」則是在事先調查疾病狀態之餘，配合記錄用藥量、調查效果與有害作用、掌握運動障礙與神經障礙等症狀的變化，乃至於體重、腹圍、ＢＭＩ、血壓、脈搏、血糖值、脂質等數值的變化。雖說患者罹患的是精神方面的疾病，但是調查的範圍卻不僅限於精神方面。

【精神科】

不可隨意使用兩種以上的抗精神病藥

美國精神醫學會

患者同時服用兩種以上藥物的情形可說是稀鬆平常，但是美國精神醫學會卻提醒，應避免隨意使用兩種以上的抗精神病藥。該學會斬釘截地地指出，不可隨意並用兩種以上的抗精神病藥。臨床研究顯示，看診患者當中有4～35％的患者同時使用兩種以上的抗精神病藥；住院患者當中則有30～50％的患者同時使用兩種以上的抗精神病藥，兩者都佔了較高比率。而許多患者都處於所謂「多重藥物並用」的狀態。目前鮮少有臨床研究案証實過同時使用多種抗精神病藥的效果與安全性，因此醫療界也尚未掌握此種做法是否具有意義。

而同時服用多種抗精神病藥將會產生藥物交互作用、藥劑使用中斷、過度醫療行為增加等情形，因此導致問題叢生的可能性較高。普遍而言，在並用兩種以上的抗精神病藥之前，醫師應該要分別使用三種不同的藥物來治療患者。若是發現治療失敗，無法產生療效時，才可以同時使用兩種以上的藥物。

【精神科】

沒有罹患精神病時，不可以貿然開立抗精神病藥給孩童服用

美國精神醫學會

或許有不少家長都會感到憂心不已，懷疑自家孩子罹患了ＡＤＨＤ（注意力不足過動症）、憂鬱症、自閉症等疾病。而在這些家長實際帶孩子去醫療機構看診，並得到「你家孩子並沒有罹患精神病」的診斷結果，因此放下心頭大石的情形並不少見。但是也常常會有醫師直接開立藥物給孩子服用。美國精神醫學會對此提出警告。

該學會強調，當孩童與青年期的患者出現精神問題時，除非是罹患思覺失調症（即精神分裂症）、重度憂鬱障礙等精神病，否則不應輕易在剛開始治療時使用抗精神病藥。

根據近期的研究結果顯示，在過去的十至十五年間，醫師開立抗精神病藥給孩童服用的情形增加了三倍之多。特別是針對家庭收入較低，或是黑人與西班牙籍美國人等少數族群的孩童開立抗精神病藥物的情形變得更加頻繁。而相較於思覺失調症，醫師開立抗精神病藥給其他精神病，乃至重度抽蓄症（※32）患者服用的情形更加顯著。但是臨床研究尚未確實掌握抗精神病藥的效果與人體對這類藥物的耐受度，同時更發現孩童服用這類藥物除了會導致體重增加、代

謝症候群等副作用，出現心血管問題的風險也比成人還高。當日本與美國都發生相同問題，那可就有必要加以修正了。

※32　患者會突發性地重複相同動作，或是突發性地口吐相同語句的症狀。許多人都有頻繁開合雙眼、吸鼻子、咳嗽等怪僻，而當這些怪僻的程度過於嚴重時，則會被判斷為病態的抽蓄症。

不願接受的醫療行為66

【精神科】

失眠時，不應隨意接受睡眠檢查

美國職業與環境醫學會

失眠儼然形成嚴重的社會問題，同時也是攸關工作效率的勞務問題。而美國職業與環境醫學會則指出，針對有慢性疲勞與失眠等問題的勞工朋友，醫師不應隨意實施睡眠檢查（多頻道睡眠記錄檢查）。所謂多頻道睡眠記錄檢查，指的則是以受檢者的眼球動作、心跳變化來檢測其睡眠狀況的檢查。

當患者有慢性疲勞，但是卻沒有其他與睡眠障礙有關的症狀，譬如沒有喉嚨疼痛乾燥、鼾聲較大等特徵，同時也沒有肥胖、頸圍較粗、咽喉與喉頭周圍的軟組織肥厚等風險因子時，則無須接受多頻道睡眠記錄檢查。而為了診斷睡眠障礙，醫師必須對患者實施多頻道睡眠記錄檢查，但是在另一方面，當患者的失眠並未出現睡眠障礙症狀，則在評估療法時通常都無須實施多頻道睡眠記錄檢查。

基本上，當患者表示自己有失眠症狀時，醫師都會提醒患者每天充足睡眠，而若是患者因為勤務時間的問題而導致睡眠時間不規律時，醫師則會優先建議患者改善生活作息與睡眠時間、睡眠環境等。總而言之，該學會並不建議進行過度檢查。

不願接受的醫療行為67【精神科】

治療失眠時，不應在一開始就使用抗精神病藥

美國精神醫學會、美國老年醫學會

同時談到失眠與抗精神病藥或許會讓各位產生一種不搭嘎的印象，但實際上，醫師常常會使用抗精神病藥來治療失眠。而患者必須多加注意醫師在最先開立的藥物種類。

美國精神醫學會就在「Choosing Wisely」表示，在治療成人失眠時，不可以在一開始就使用抗精神病藥。理由則在於並未有明確依據顯示抗精神病藥對失眠具有療效。無論是沒有任何

原因的失眠，乃至於是由於某些原因所導致的失眠都是如此。而不同的臨床研究也對「抗精神病藥是否對失眠有效」一事抱持兩派見解。

當患者除了失眠以外，還有攻擊性增加、囈語等異常行為，亦即「譫妄」症狀時，在一開始使用藥物時就需要多加注意。

美國老年醫學會提醒，針對高齡者失眠、攻擊性、譫妄等症狀，醫師在治療時不可以於一開始就使用苯二氮平類藥物、安眠藥、鎮定劑。苯二氮平類藥物是一種常見的鎮靜安眠藥物，但是根據大規模的臨床研究顯示，當高齡者有服用苯二氮平類藥物、安眠藥、鎮定劑等藥物時，發生交通意外、跌倒、股骨頸骨折的風險為沒有服用上述藥物者的兩倍之多，連帶也將導致住院，乃至於死亡。因此高齡者、照護者、醫療服務提供者都需要認識到上述藥物的害處，藉此考量治療失眠、攻擊性、譫妄等症狀的策略。

而該學會也說明，當患者有酒精戒斷症候群、震顫性譫妄、重度廣泛性焦慮症時，醫師則可以在治療上使用苯二氮平類藥物。

【腦神經】

無須對輕度頭痛的患者進行影像檢查

美國放射線學會、美國頭痛學會

當出現頭痛症狀時，患者往往會因為害怕症狀發展為腦出血或腦梗塞等重症，而感到極大不安，但是擔心過頭卻也是個問題。美國放射線學會就指出，醫師無須對輕度頭痛的患者進行影像檢查。

若是患者沒有因為嚴重外傷而喪失意識，或是後期癌症有轉移的可能性等風險要因時，則進行影像檢查並不具備幫助治療以及改善治療成績的效果。除此之外，臨床研究亦明確顯示，即便是真的需要影像檢查的頭痛，醫師也可以透過普通的診察方式來掌握病情。根據許多臨床研究與臨床經驗顯示，醫師有可能在不進行影像檢查的前提下辨別重症頭痛。有的時候過度依賴影像檢查反而會發現其他與頭痛全然無關，且尚不確定有害程度的異常，以致患者因為不知該如何應對而顯得手足無措，乃至於增加多餘的醫療費用。

以醫療門外漢的角度來看，腦部異常頗令人擔憂，此時患者通常都會認為進行影像檢查是有意義的。而我則希望各位可以培養出分優辯劣的眼光，藉此發現針對某些症狀或許無須進行影像檢查的事實。誠如前面所述，在日本無論是MRI檢查還是CT檢查，每次實施都須花上約三萬日圓。

除此之外，美國頭痛學會也提到了在進行影像檢查時的注意事項，指出除非事態緊急，否則若是能夠以MRI檢查來診斷頭痛時，就不應進行CT檢查。也就是說，相較於CT檢查，在以神經影像檢查診斷頭痛症狀時，應該要優先進行MRI檢查。

除非有出血、急性腦中風、頭部外傷等緊急情形，否則都應優先進行MRI檢查。相較於CT檢查，MRI檢查幫助檢測血管疾病、後顱窩與腦髓質病變、顱內壓高低的能力較為優異。另一方面，CT檢查還會讓患者曝露在放射線之下，以致衍生出罹癌風險提高的問題。而在既有的認知裡，MRI並不具有生物學上的風險，因此較為推薦。

而該學會也要求醫師不要對偏頭痛的患者進行影像檢查。許多醫療指引亦表示偏頭痛不會提高併發腦內疾病的風險。

當然了，在重度頭痛的症狀當中，也摻雜有偏頭痛以外的案例。因此為了不漏看重度的頭痛症狀，醫師在診斷偏頭痛時，必須確認患者過去的病歷，以及是否有視神經乳頭水腫等症狀。所謂視神經乳頭水腫，係指在眼科的眼底檢查發現眼睛血管出現異常一事，有時候原因是出在腦瘤與腦出血上。而偏頭痛的診斷標準則在於遵照國際頭痛分類，藉此做出正確診斷，這點相當重要。

頭痛時無須測量腦波

美國神經學學會

或許也有不少人覺得，只因為頭痛就測量腦波有點小題大作了。但是仍有不少因為頭痛而實施該檢查的案例，因此美國神經醫學斷然表示，頭痛時無須測量腦波，提出了在頭痛時測量腦波沒有用處了見解。而這也是相較於測量腦波，醫師診察對頭痛診斷的效果更加優異的理由所在。

只要醫師有確實進行一般的診察，即便再去測量腦波往往也不會獲得嶄新發現。該學會指出，在患者頭痛時測量腦波只會徒增花費，全無益處。而在日本，每次接受腦波檢查都需要花費約一萬日圓，對患者的負擔比一般檢查來得沉重。

而對於患者來說，頭痛所引發的最大問題就是「疼痛」二字。普遍而言，約有15%～20%的正常人抱有頭痛問題，以現實層面而言著實難以應對，以致目前患者已經沒有測量腦波的餘裕。

不可因為頭痛而長期服用市售成藥

美國頭痛學會

我們可以在藥局架上看到五花八門的頭痛藥。頭痛藥在成藥當中也是頗為活躍的存在，每當我們出現頭痛症狀時，總是會不由自主地想要服用頭痛藥。但是美國頭痛學會卻指出，透過服藥治療頭痛時，不可以長期乃至於頻繁地服用市售成藥（OTC藥，又稱非處方藥）。

但是該學會也認可短時間使用市售成藥的效果，表示根據頭痛的類型不同，有時候OTC藥會是適切的治療方式，只要患者在服藥後並未出現嚴重副作用，並確實出現藥效就沒問題了。另一方面，該學會也提醒，頻繁使用市售成藥，特別是其中含有咖啡因的類型反而有可能令頭痛症狀加劇。此時患者可能會出現所謂的藥物過度使用性頭痛（MOH）。

為了避免上述情形，該學會建議患者每週使用市售成藥的次數不可以超過兩次，這點相當重要。除此之外，該學會亦指出長期過度使用普拿疼（乙醯氨酚）（※33）除了可能造成藥物過度使用性頭痛，同時還有可能連帶導致肝臟受損。同時也提醒，非類固醇類消炎藥（NSAIDs）可能引發胃腸道出血。

※33　一種常見於感冒藥的成分，能夠幫助抑制發燒與疼痛等症狀。由於其抑制疼痛的效果顯著，因此也廣泛地被使用於諸般疾病的治療上。

除非勢所難免，否則不應使用鴉片類藥物或巴比妥酸衍生物類鎮痛藥

美國神經學學會、美國頭痛學會

偏頭痛是種棘手的疾病。當出現偏頭痛的症狀時，患者不僅難以正常工作，有時還會產生嘔吐感。此時患者容易將諸般鎮痛藥都視為救命稻草，但是患者濫用鴉片類藥物與巴比妥酸衍生物類鎮痛藥（※34）的情形卻在美國儼然形成問題。因此該學會提醒，除非勢所難免，否則不應使用鴉片類藥物或巴比妥酸衍生物類的鎮痛藥。

若是頻繁用鴉片類藥物或巴比妥酸衍生物類鎮痛藥來治療頭痛，反而會有導致頭痛症狀惡化的疑慮。而該學會也說明，在使用特異性療法來治療偏頭痛時，或是在進行特異性療法來治療偏頭痛，結果卻顯示為失敗時，就可以使用鴉片類藥物來治療偏頭痛。除此之外也有其他種更為有效的特異性療法可以用來治療偏頭痛。

而美國頭痛學會也表示，在剛開始治療再發性頭痛時，不可以使用鴉片類藥物或巴比妥酸衍生物類的鎮痛藥。上述的藥物除了會抑制專注力之外，還會產生依存性，具有類似於毒品的性質。除此之外，更可能讓頭痛反覆發作的可能性增加，乃至於慢性偏頭痛纏身、對疼痛的感受度提升等。但是在其他療法都以失敗告終，或者是因故不能接受其他療法時，即可使用上述藥物來治療頭痛。但是在過程中也需多加注意患者的身體狀態，藉此掌握症狀是否惡化成為慢性頭痛。

※34　鴉片類藥物是一種麻醉性止痛藥，嗎啡是常被使用於患者止痛上的鴉片類藥物。而 pentobarbital、Thiopental 等則是常見的巴比妥酸衍生物類鎮痛藥，具有助眠與抑制不安等效果。

【腦神經】

只是單次昏厥，無須接受CT檢查與MRI檢查

美國內科醫學會

出現昏厥症狀將會令人驚愕莫名，自然也會擔心腦部是否有異狀。

但是卻有美國的學會指出，並非只要出現昏厥症狀就需要接受影像檢查。美國內科醫學會表示，當患者只是單次昏厥，且神經學診斷的結果顯示為正常，就無須進一步接受CT檢查與MRI檢查等腦部影像檢查。大家往往會認為在出現昏厥症狀，乃至於頭痛症狀時至少該做個影像檢查比較好，但是醫學的難處就在於有時並非如此。

該學會表示，特別是在患者並未反覆出現痙攣、神經學症狀、神經學異常的病徵時，則昏厥症狀與中樞神經有關的可能性就極低。可想而知地，此時即便進行腦部影像檢查，也不會有甚麼效果。而醫師在診察之後，也可以直接判斷患者沒有問題，無須再進行影像檢查。

因此若是發現醫師只是草率地診察之後，就打算進行影像檢查時，患者就應該加以制止，要求醫師稍等一下。有時候醫師明明知道進行影像檢查沒有用，卻還是執意進行影像檢查，原因或許只是出在想要賺取那三萬日圓的檢查費用上呢。

【腦神經】

出現昏厥症狀時，無須接受頸動脈影像檢查

美國神經學學會

頸動脈狹窄，以致腦部血液循環不良的腦貧血乃是造成昏厥症狀的原因。當頸動脈內膜變厚，血液通道就會隨之變窄。全球醫療界目前已有將之視為腦梗塞一大要因的傾向了。而人們也會跟著聯想到，昏厥症狀是否也與腦梗塞有所關聯。

膽固醇值長期過高的人會有頸動脈狹窄的問題，日本醫療界也常常為患者實施頸動脈內膜切除術以及頸動脈支架置放術，前者能夠幫助切除於內側增生的內膜，後者則是以支架這種金屬網狀支撐物撐開頸動脈，藉此確保血液循環。而在手術前，醫師則會對患者實施頸動脈影像檢查，並根據結果判斷患者頸動脈變窄的情形。

但是美國的學會卻認為在出現昏厥症狀時，無須進行影像檢查。美國神經學學會就斷然指出，當患者的昏厥症狀並未伴隨其他的神經學症狀時，就無須進行頸動脈影像檢查。所謂其他的神經學症狀，指的則是口齒不清、身體活動受限等症狀。因此醫師首先須確認患者是否有上述症狀。

除此之外，該學會亦提醒，即便患者原本就罹患有「阻塞性的頸動脈疾病」，也不會導致出現昏厥症狀。也就是說，即便頸動脈完全堵塞，患者也不會因此昏厥。

當罹患阻塞性的頸動脈疾病時，患者將會出現單側身體感覺與動作異常的症狀，而不是昏厥。此時患者的特徵則在於，只有某些部位會出現障礙，而不會出現全身性的異常。也就是說，即便醫師對患者進行頸動脈影像診斷，也無法幫助掌握造成昏厥的原因，結果只會徒增患者的花費罷了。

除此之外，該學會亦指出，昏厥是一種較常出現的症狀。根據研究顯示，有40％的正常美國人在一生當中都曾經出現過昏厥症狀。

【腦神經】
失智症患者欲接受PET檢查時，需先接受專家診斷

美國核子醫學暨分子影像學會

時下醫療界吹起了一股以PET檢查來判定失智症的趨勢，類澱粉蛋白影像檢查（Amyloid imaging）已然成為備受全球矚目的檢查項目。

雖說目前的醫療科技尚無法遏止阿茲海默症的惡化，但若是能夠事先掌握發病的病徵，多注意自身飲食，並多動腦，或許就能夠遏止失智的惡化。而類澱粉蛋白影像檢查就是因此被考量出來的檢查方法。

醫療從業人員會使用PET檢查來進行類澱粉蛋白影像檢查，而誠如前面所述，PET檢查是一種使用放射性物質來檢測特定物質的方法。由於該檢查能夠幫助檢測出導致失智症的乙型類澱粉蛋白，因此才會被命名為類澱粉蛋白影像檢查。

但是美國核子醫學暨分子影像學會卻表示，在透過實施PET檢查來診斷失智症前，患者必須先接受專家診斷。這是因為尚未有以臨床研究為基礎的客觀依據顯示，PET檢查能夠幫助診斷失智症。該學會指出，相較於費用與曝露在放射線下的風險，PET檢查並沒有

與之匹配的效果。

在日本，某些醫療機構進行PET檢查的價位高達十萬日圓，而醫療保險則在二〇一四年起就不適用於進行PET檢查，因此患者必須全額負擔檢查費用。

與失智症有關的疾病五花八門，而即便進行PET檢查，所拍攝的影像也是大同小異，難以加以區別。除了上述問題外，醫師也很難解釋所拍攝到的影像究竟代表何意。舉例來說，在透過PET檢查檢測乙型類澱粉蛋白時，有時即便當事人的認知能力正常，乙型類澱粉蛋白也會顯示為陽性。面對這種情況時，醫師又該如何將它反映在診斷上呢?對此，目前的醫療科技尚未得出結論。聽完上述說明，相信各位也會認為在這種狀況下接受檢查是個問題吧。

不願接受的醫療行為75

【腦神經】

醫師不可以毫無計畫地開立乙醯膽鹼酯解酶抑制劑給失智症患者服用

美國老年醫學會

諸如Donepezil、Galantamine、Rivastigmine等，目前市面上的阿茲海默症治療藥物越來越多。而乙醯膽鹼酯解酶抑制劑這種類型的藥物則是最為普遍的阿茲海默症治療藥物。對此美國老年醫學會則說明，除非醫師能夠持續確認乙醯膽鹼酯解酶抑制劑對認知功能的效果，以及對胃腸道的害處，否則不可以開立乙醯膽鹼酯解酶抑制劑給患者服用。

事實上，在透過臨床研究檢測服用乙醯膽鹼酯解酶抑制劑是否能夠起到改善認知功能的效果之後，目前已經確認乙醯膽鹼酯解酶抑制劑具有抑制症狀的效果了，而效果則包括改善認知功能、抑制身體功能下滑、抑制神經與精神層面的症狀等，與症狀嚴重與否無關。

但是臨床研究尚未充分掌握在療程中長期服用乙醯膽鹼酯解酶抑制劑達一年以上的風險，以及其效果。因此該學會認為，醫師必須在投藥達約十二週時就療效進行確認，若發現並未起到療效時，則需考慮中止藥物治療。也就是說，使用乙醯膽鹼酯解酶抑制劑來治療失智症的重點在於事先擬定計畫。因此醫師、照護者、患者必須同心協力，共同確認在認知功能、身體功能、行為模式等治療目標上是否有所改善。這聽起來或許是理所當然的事情，但希望各位可以重視基礎的重要性。

即便失智症患者出現精神症狀方面的異常，開立抗精神病藥時仍需謹慎

美國醫療指導學會、美國精神醫學會、美國老年醫學會

罹患失智症時，不只認知功能會降低，患者還會出現諸般與精神層面有關的症狀，如：暴力行為、四處徘迴、憂鬱不已等。雖說如此，醫師仍不應隨意開立抗精神病藥來治療患者。

美國醫療指導學會指出，在針對與失智症有關的精神症狀使用抗精神病藥時，醫師要慎重為之。同時該學會也說明，有時候失智症患者會出現行為以及精神症狀的異常（BPSD），但是在開立抗精神病藥物之前，醫師必須先探詢造成上述症狀的要因，否則即便開立抗精神病藥給患者服用也無法幫助病情康復。

該學會表示，醫師必須辨識究竟是肉體層面與精神層面的疾病引發症狀，還是精神與心理層面的問題引發症狀，否則就無法挑選出更加正確的療法。

除了疼痛、排便異常以外，噪音與寒冷、酷暑等環境要因也可能是導致失智症患者出現諸般行為異常與精神症狀的原因。此時往往只要擬定相關對策，譬如讓患者處於更加舒適的狀況，或是消除造成壓力的要因、由照護者多多陪伴患者等，往往就可以幫助消弭問題。唯有在

諸般對策都缺乏效果時，才可以考慮開立抗精神病藥給患者服用。而在開立藥物時，醫師也必須獲得患者與其家屬的首肯。

使用抗精神病藥的效果則在於消除失智症患者對自身，乃至於對他人所造成的危害。而該學會也指出，僅為了消除些許問題而開立抗精神病藥給患者服用可說是一種「愚蠢的對策」。

此外，美國精神醫學會亦指出，在剛開始治療失智症患者的行為症狀，以及精神症狀時，不可以使用抗精神病藥物。該學會將失智症患者的行為症狀與精神症狀定義為非認知症狀與行為異常。這類非認知症狀與行為異常的表徵為：亢奮、攻擊性、不合理的擔心、焦慮、憂鬱、身體乏力、精神異常等。

事實上，根據臨床研究顯示，對失智症患者使用抗精神病藥反而會導致腦心血管方面的疾病、患者死亡率上升、引發類似帕金森氏症的症狀、讓患者肌肉緊繃，因而罹患錐體外徑症候群、過度鎮靜、混亂、認知能力異常、體重增加等問題。因此恐怕有效果低於風險的疑慮。美國精神醫學會提醒，唯有當藥物治療以外的療法都以失敗告終，或是患者的病情已經嚴重到會對自己或他人造成危害時，才可以開立抗精神病藥給患者服用。

此外，美國老年醫學會也與以上學會持相同看法。該學會說明，失智症患者往往會反抗照護者，與照護者唱反調，並事事妨礙照護者。而此時即便服用抗精神病藥，效果也極其有限。不僅如此，服用抗精神病藥物甚至還會導致腦中風，或是加速患者死亡等，具有嚴重的副作用。

因此唯有當藥物治療以外的療法都以失敗告終，或是患者的狀況已經相當緊迫時，才可以開立抗精神病藥給患者服用。

不願接受的醫療行為77

【皮膚科】診斷蕁麻疹時，不可隨意進行檢查

美國過敏氣喘免疫學會

美國過敏氣喘免疫學會提出了令人意外的方針，那就是醫師不可以為了診斷蕁麻疹患者的症狀，而隨意進行檢查。醫師在懷疑患者罹患蕁麻疹之後，往往會再特地進行詳細檢查。而對於正受到蕁麻疹折磨的患者來說，無論如何都會感到不可思議呢。

該學會表示，之所以醫師會特地對慢性蕁麻疹患者進行詳細檢查，理由乃是出在其中無法掌握明確原因的患者佔壓倒性多數。因此即便能夠透過有限的檢查排除患者罹患其他疾病的可能性，仍然無法確定導致蕁麻疹的原因所在。

有鑑於此，醫師以診察結果做為基礎，對患者進行針對性檢查的做法具有其意義。反之若是漫無目的地進行檢查，則性價比較差，且無法幫助改善症狀。而雖說目前的醫療技術已經可

以透過皮膚或血液檢查來檢測患者體內的免疫物質IgE，但是醫師不應以該檢查來診斷蕁麻疹。除非患者有對特定物質過敏的病歷，否則即便進行IgE檢查也沒有用。

不願接受的醫療行為78

【皮膚科】醫師即便認為患者罹患灰指甲，也幾乎無須開立口服藥給患者服用

美國皮膚科醫學會

甲癬，也就是俗稱的灰指甲，此疾病在治療上很常會使用口服藥物。但是口服藥物似乎也有幾乎無效的可能性存在。

美國皮膚科醫學會指出，在治療疑似灰指甲的症狀時，只要尚未確認是受到真菌感染，就不可以開立藥物給患者服用。同時該學會也提出了一個令人驚訝的事實，那就是乍看之下指甲似乎遭受皮癬菌感染時，實際上其中約有一半都沒有遭受皮癬菌感染。有時候患者只是因為指甲受損，看起來酷似罹患灰指甲而已，因此醫師在進行治療之前，必須確認患者的指甲是否真的遭受皮癬菌感染。

只要能夠先確認患者的指甲真的遭受皮癬菌感染，就可以在用藥時避免因為亂吃藥而出現副作用。因此該學會說明，正確論斷一事相當重要。

另外也有人因為罹患灰指甲而必須服藥長達三至六個月。在日本，一套灰指甲藥物療程需花費約五萬日圓，即便只需自行負擔三成，讓藥物費用變得較為平易近人，但若明明就沒有受到真菌感染，卻因為醫師誤判而花上冤枉錢，患者可是會感到無語問蒼天呢。

不願接受的醫療行為79

【皮膚科】

只要還沒確認患部遭到細菌感染，異位性皮膚炎患者就無須服用口服抗生素

美國皮膚科醫學會

美國皮膚科醫學會表示，只要尚未確認是因為細菌感染導致異位性皮膚炎，就不可以使用口服抗生素。異位性皮膚炎的患者遍及孩童至成人，在他們身上普遍都生長有金色葡萄球菌。臨床研究顯示當皮膚發炎時，皮膚表面就會生長有金色葡萄球菌，但是目前尚未證實口服抗生素對異位性皮膚炎有效。雖說醫師為了消滅細菌而讓患者使用口服抗生素，但是目前尚未確認

口服抗生素是否對異位性皮膚炎的紅腫、發癢等症狀有效，也尚未確認是否能幫助改善病情。

相反地，在未受細菌感染的情況下貿然使用口服抗生素將會讓金色葡萄球菌產生抗藥性，對患者反而有害。除此之外，口服抗生素本身也對人體有害，可能因此造成過敏反應。說到底，要證明異位性皮膚炎患者是否遭到金色葡萄球菌感染一事著實不易，因此該學會強調，唯有在確實認定患者遭到金色葡萄球菌感染時，才可以配合異位性皮膚炎的標準治療，輔以服用抗生素。

不願接受的醫療行為80

【皮膚科】不要在開刀傷口上塗抗生素膏

美國皮膚科醫學會

手術後總是會在皮膚上留下開刀傷口。此時患者可能會擔心細菌在開刀傷口上孳生，但是其實沒有必要在開刀傷口上塗抗生素膏。美國皮膚科醫學會就指出，即便手術後留下開刀傷口，也不可以隨意塗抹抗生素膏。

手術大多都在清潔環境中進行，因此即便對手術所留下的傷口塗抹抗生素膏也沒有意義。

非但如此，塗抹抗生素膏反而還可能對傷口造成刺激，導致傷口自然癒合的速度變慢。根據臨床研究顯示，局部使用抗生素膏可能促進接觸性皮膚炎，或是讓皮膚發紅、刺激、發炎等。除此之外，更有令抗藥性金色葡萄球菌增加的疑慮。因此該學會指出，唯有在確認患者真的遭到金色葡萄球菌感染時，才可以使用抗生素膏，這點相當重要。

不願接受的醫療行為81

【眼科】

沒有出現眼疾症狀時，不可隨意進行影像檢查

美國眼科醫學會、美國小兒眼科及斜視醫學會

美國眼科醫學會表示，若是沒有特別出現眼疾症狀與病徵時，就沒有必要隨意實施影像檢查。理由在於只要透過病歷與體檢，就足以判斷眼疾存在與否，病情又是否惡化等。

而所謂的隨意實施影像檢查，指的則是隨意實施視野檢查、光學同調斷層掃描術（OCT）、針對糖尿病患者的視網膜影像檢查、神經影像檢查、眼底檢查等檢查項目。美國小兒眼科及斜視醫學會也指出，在對孩童進行眼科檢查時，若是沒有出現眼疾病徵時，就無須進行視網膜影像檢查。

當然了，若是孩童出現相關症狀或病徵，則情況就又不同了。有時候醫師為了進一步評估患者病情，則必須實施影像檢查。影像檢查也有助於擬定後續的治療計畫。

在日本，接受眼科檢查的費用約落在五千日圓。而我希望各位在接受諸般影像檢查之前，都能夠審慎考慮該檢查是否真的具有意義。

不願接受的醫療行為82

【眼科】孩童無須每年接受眼底檢查與眼壓檢查

美國小兒眼科及斜視醫學會

醫療界認為對孩童進行詳細眼科檢診一事屬於過度的醫療行為，特別是使用特殊顯微鏡進行的眼科檢查，乃至於眼底檢查、眼壓檢查等檢診項目都被稱為「眼科綜合檢診」。而美國小兒眼科及斜視醫學會則提出了「只要每年都有進行一般的眼科檢診，就無須同時進行眼科綜合檢診」的看法。

兒童眼科檢診乃是小兒科檢診的一部分，醫療界認為，透過兒童眼科檢診幾乎就可以發現全部眼睛有特殊異常的孩童。

此時只要對孩童進行單純的視力檢查就行了，無須進行更為詳細的影像檢查，因為即便花費五千日圓的檢查費用去進行詳細的影像檢查也沒有意義。這麼做不僅會造成家庭支出增加，孩童與家長在檢查當天還得被迫向學校、公司請假，可說是問題大於益處。

當原本沒有症狀的孩童突然出現眼部問題時，再進行一般檢診就能夠充分掌握其異常症狀。畢竟目前尚未有眼科綜合檢診能夠發現更多異常症狀的依據，因此除非孩童在接受一般的眼科檢診之後，被指出有眼部異常時，才可以進行眼科綜合檢診。

不願接受的醫療行為83

孩童無須配戴度數較低的閱讀用眼鏡【眼科】

美國小兒眼科及斜視醫學會

美國小兒眼科及斜視醫學會指出，若是孩童並未提出有相關症狀，就不應讓孩童配戴度數較低的閱讀用眼鏡。

輕度遠視是孩童常見的症狀，該學會將之視為正常狀態。由於孩童眼睛調節功能較為優異，因此即便罹患輕度遠視也能夠輕易地將視線聚焦在近處。而醫師在要求孩童配戴眼鏡時，無須讓孩童多配一副度數較低的閱讀用眼鏡。該學會強調，除非孩童有斜視，否則無須配戴度數較低的眼鏡。

不願接受的醫療行為84

紅眼症患者不可使用抗生素【眼科】

美國眼科醫學會

流行性角膜結膜炎是因為感染腺病毒等病毒所造成的疾病，患者的眼睛將會發紅腫脹，因此又被稱為病毒性結膜炎、紅眼症等。美國眼科醫學會指出，醫師不可以開立抗生素給紅眼症患者使用。

抗生素自然不可能對病毒起到作用，但是卻總是有醫師以預防為目的開立抗生素給患者使用。而該學會則指出，病毒性結膜炎與細菌性結膜炎的感染方式不同。同時也說明，一位稱職的眼科醫師能夠透過患者臨床上的病徵與症狀來區別患者所感染的結膜炎類型，因此不會貿然開立抗生素給患者使用。

除此之外，該學會更強調，醫師可以根據必要進行細菌培養，當判定患者是罹患細菌性結膜炎時，服用抗生素才會有效，而患者罹患中度至重度的結膜感染性發炎時，服用抗生素也有效。若是濫用抗生素，則會助長對治療不起反應的細菌滋生，進而讓治療變得更加困難。該學會指出醫師與患者應該將目光放在上述問題上。

在考慮到診斷的正確與否時，醫師必須慎重地追蹤患者的病情發展，藉此留有判斷患者病情是否能自然康復的餘裕，這點或許相當重要呢。

【眼科】

在進行玻璃體內注射治療前，無須使用抗生素

美國眼科醫學會

在治療眼疾時，醫師有時會對蓄積於眼睛中央的膠狀物質——玻璃體進行注射治療。有時醫師會為了預防感染而在注射前讓患者服用抗生素，但是這似乎沒甚麼用處呢。美國眼科醫學會表示，在進行玻璃體內注射治療前，應避免隨意讓患者服用抗生素。

根據臨床研究顯示，即便對局部使用抗生素，也無法幫助預防眼睛感染。相反地，含有抗菌藥成分的眼藥水可能還有導致過敏的風險。若是重複讓患部接觸過量的抗生素，更可能導致

細菌對抗生素產生抗性。因此雖說抗生素具有幫助患部適當消毒的意義，但是卻應該避免毫無規畫地隨意使用抗生素。

不願接受的醫療行為86

乾眼症患者無須做淚點栓塞【眼科】

美國眼科醫學會

誠如文字意思，乾眼症就是一種眼睛乾澀的疾病。普遍而言，當覆蓋於眼球表面的淚液層因故枯竭時，即會引發乾眼症。當淚腺分泌淚液之後，淚液會從淚小管排出，而淚點栓塞能夠塞住淚小管，幫助維持眼球上的淚液層。美國眼科醫學會警告，針對輕度乾眼症，除非醫師已經先嘗試過其他種療法，否則不可以使用淚點栓塞。

而以藥物治療為中心的乾眼症療法具有其意義。此外醫師還可以配合使用人工淚液、潤滑液、以溫熱濕氣進行壓迫等處理方式。醫師在幫助患者整頓周遭環境的同時，也逐漸改善患者的乾眼症，進而讓淚液層恢復正常。醫師應該要將淚點栓塞視為「殺手鐧」，唯有在患者接受淚液層治療以及眼瞼治療之後，乾眼症仍然沒有改善時，才可以研討追加使用淚點栓塞的可行性。

而淚點栓塞治療費工又花錢，譬如在日本每次接受淚點栓塞治療，單眼就須花費約五千日圓。說到底，以淚眼栓塞治療乾眼症的效果本來就缺乏依據，而若是能夠以較為經濟實惠的價位治好乾眼症，自然應該要以此為優先。

Cochrane Database Syst Rev. 2010;(9):CD006775.

不願接受的醫療行為87

【耳鼻喉科】輕度急性副鼻竇炎無須接受影像檢查

美國耳鼻喉科醫學會

鼻孔深處有一空間名為副鼻竇。副鼻竇發炎蓄膿的疾病則稱做副鼻竇炎。雖說這是一種不易康復的棘手疾病，但是醫師也不該胡亂對患者進行影像檢查。

到目前為止，我們已經討論過對胸部、腹部、頭部等部位進行影像檢查的意義。同樣地，在對耳朵與鼻子進行影像檢查時也應該慎重為之。美國耳鼻喉科醫學會亦指出，只要不是罹患重度急性副鼻竇炎，就無須以放射線進行影像檢查。

罹患急性鼻竇炎時，症狀可能長達四週，期間患者將會出現諸般難以忍受的痛苦症狀，諸如：膿性鼻漏、鼻塞、臉部疼痛、壓痛、腫脹等。即便如此，該學會仍指出，除非是罹患重度急性副鼻竇炎，否則無須以單純的X光片攝影、CT檢查、MRI檢查等檢查項目來對副鼻竇進行影像診斷。

影像檢查不僅會令患者必須負擔多餘花費，還有曝露在放射線之下的問題。在日本接受X光檢查需花費約五千日圓，而接受CT檢查以及MRI檢查則需花費約三萬日圓。唯有在罹患重度急性副鼻竇炎時、有其他併發症時，乃至於懷疑患者罹患其他疾病時，進行影像檢查才有意義。與其他疾病相同，罹患急性副鼻竇炎時也應避免隨意進行檢查。

【耳鼻喉科】

罹患急性副鼻竇炎時，不可隨意使用抗生素

美國家庭醫學會

在急性副鼻竇炎的治療上也有必須注意的部分。美國家庭醫學會表示，罹患輕度與中度的急性副鼻竇炎時，除非症狀持續達七天以上，或是在症狀暫時改善之後又出現惡化，否則不應開立抗生素給患者使用。副鼻竇炎屬於病毒感染，因此雖說患者會出現鼻涕顏色怪異、臉部與牙齒壓痛等症狀，但是幾乎都會自然康復。

另一方面，根據該學會表示，雖說並不建議對急性副鼻竇炎的患者使用抗生素，但是醫療第一線往往還是會開立抗生素給患者使用。而在美國罹患急性副鼻竇炎的患者當中，有80%都會使用抗生素，每年約有一千六百萬人次的患者都是為了取得抗生素而前去看耳鼻喉科，衍生出五十八億美元（約五千八百億日圓）的醫療費用。該學會認為，每天都有患者在使用其實沒甚麼用的抗生素，正所謂他山之石可以攻錯，相信這也可以做為我們的借鏡。

【耳鼻喉科】罹患中耳炎及外耳炎時不可服用抗生素

美國家庭醫學會、美國耳鼻喉科醫學會

誠如前面所述，開立抗生素給感冒患者服用並沒有用，而中耳炎也是如此。美國家庭醫學會警告，二至十二歲的孩童罹患中耳炎時，醫師可以追蹤其病情發展，若是判斷症狀並不嚴重，則不應隨意開立抗生素給患者服用。

所謂追蹤病情發展，係指在患者罹患中耳炎後的四十八至七十二小時內觀察患者的病情，確認若是不以抗生素進行治療，患者的病情是否會有所好轉。而醫師必須根據孩童的年齡、診斷結果的正確性、疾病的重症程度等因素，判斷是該先追蹤病情發展，還是該直接進行治療。若是醫師認為該先追蹤病情發展，而不是先以抗生素進行治療時，則必須與患者的雙親充分討論。也就是說，醫師必須根據孩童的症狀來判斷治療方針，不可以胡亂仰賴藥物治療。

而除了中耳炎之外，外耳炎也存在有相同問題。急性外耳炎的患者同樣也不應隨意使用抗生素。美國耳鼻喉科醫學會則指出，除非患者罹患重度急性外耳炎，否則不應開立抗生素給患者服用。

口服抗生素具有害處，因此在服用上需要多加注意。口服抗生素並不一定能夠充分發揮其效果，而在另一方面，外耳不同於中耳，可以直接對患部塗抹抗生素膏。而局部塗抹抗生素膏似乎較容易對細菌發揮抗菌效果。因此只要避免服用口服抗生素，就比較容易避免抗藥性細菌的孳生，同時也能夠防止伺機性感染（※35）。

※35　所謂伺機性感染，係指當體力欠佳，或是罹患會造成免疫力下滑的疾病時，患者就會進而罹患平常不易罹患的疾病。

不願接受的醫療行為90

【耳鼻喉科】罹患突發性耳聾時，無須接受頭部與腦部CT檢查

美國耳鼻喉科醫學會

在日本，曾經出現過知名歌手罹患突發性耳聾的新聞（譯註：作者應指當年濱崎步因罹患突發性耳聾而導致左耳聽力喪失的新聞）。這是一種對普羅大眾而言也並不罕見的疾病，而美國耳鼻喉科醫學會則表示，罹患突發性耳聾的時候，無須對頭部與腦部進行CT檢查。進行影像檢查時，無論如何都會伴隨神經與感覺方面出現異常的問題，頭部與腦部CT檢查也不例外。

之所以會這樣，是因為在開始治療前，即便先進行CT檢查，也無法提供對治療有幫助的資訊。不僅如此，CT檢查的費用偏高，且會導致患者曝露在放射線下。誠如前面多次指出，在日本每次接受CT檢查的費用約為三萬日圓。

因此該學會說明，唯有在患者有神經學症狀，可能藉此掌握造成突發性耳聾的原因時，或是有外傷病歷、患有慢性耳疾等情形時，醫師才應對患者進行CT檢查。

除此之外，不同於「Choosing Wisely」，美國耳鼻喉頭頸部外科醫學會在二〇一二年推出的醫療指引當中建議醫師使用MRI檢查來掌握造成突發性耳聾的原因，避免使用CT檢查。在初期階段使用CT檢查應該要從長計議。

Otolaryngol Head Neck Surg. 2012;146:S1-35.

【營養補給品】營養補給品沒有幫助維持健康的效果

美國毒性病理學會、美國臨床毒性學會

在「Choosing Wisely」當中，有學會提出那些號稱具有減肥，乃至於添加有藥草的營養補給品都沒有意義的看法。美國毒性病理學會、美國臨床毒性學會毫不含糊其辭地指出，人們不可以為了維持健康而服用除了維生素以外的減肥營養補給品，或是號稱添加有藥草的營養補給品。

營養補給品近年來與「自然」、「有機」等詞彙蔚為話題。但是上述學會卻一針見血地表示，這只是民眾一廂情願的印象。該學會指出這些產品並未落實品質控管，而產品當中的藥草成分，或是減肥成分也並未確實進行調整，並將之視為問題。而根據臨床研究顯示，也發現了營養補給品缺乏效果的事實，同時更提出了許多營養補給品反而對人體有害的依據。

貿然服用營養補給品有可能延遲接受有效治療的時機，乃至於抑制一般藥物治療的效果，有衍生出間接性害處的疑慮，因此在使用上必須多加注意。

進行心臟影像檢查時，應盡可能抑制患者曝露在放射線下的風險

美國核子心臟病學會

為了觀察心臟血管的病變，醫師普遍會使用放射線對患者進行檢查。而在進行循環器官的影像檢查時，所使用的放射線又比其他診療科目的影像診斷要來得強。放射師會為患者注射一種能夠阻斷放射線的液體——造影劑，並重複進行攝影，藉此詳細檢測血管阻塞的情形，這也是使用高劑量放射線的原因所在。

普遍而言，CT檢查的放射線曝露量為1至10mGy，相較之下，進行血管造影檢查時的放射線曝露量則可能高達100至1000mGy（※36）。透過上述數字就可以發現，在實施此檢查之前應該要謹慎評估。

即便是在醫學上認為必須對患者進行影像檢查時，醫師也必須同時考量到患者曝露於放射線之下的風險。特別是血管造影讓罹癌風險提升得更高，因此要多加注意。

美國核子心臟學會表示，在進行心臟方面的影像檢查時，必須盡可能避免患者曝露在放射線之下。此外下定決心不要對患者實施效果有限的檢查一事也相當重要。

※36 福島第一核能發電廠的核能外洩意外讓放射線曝露的問題浮出檯面。國際放射防護委員會對此也設定了相關標準，指出一般人平時每年的放射線曝露量以1mSv為限，藉此做為是否讓居民避難的指標。1mSv約可換算為1mGy，而每次接受心臟血管的CT檢查，放射線曝露量則為100至1000mGy，由此可以想見對患者身體造成的負擔。

應多注意，避免接受無用的心臟檢查

美國胸腔外科醫學會、美國心血管CT學會、美國核子醫學暨分子影像學會、美國核子心臟病學會

心臟檢查相當重要，但是其中卻也潛藏有無用的檢查項目。

運動負荷檢查是一種讓患者於運動後進行檢查的方法，具有在心臟檢查方面的意義，但是身體功能正常的人似乎無須進行該檢查。

美國胸腔外科醫學會指出，在動心臟以外的胸腔手術時，若是患者沒有心臟方面的病歷，身體功能也正常，就無須在術前進行運動負荷檢查。

根據臨床研究顯示，當患者的身體功能較佳時，醫師就可以判斷出患者於手術前後，以及長期的心臟疾病發病風險。當患者的身體功能較佳，且沒有相關症狀時，即便於術前進行運動負荷檢查，之後的治療方針也不會因此改變。有鑑於此，直接擬定手術計畫，不要進行運動負

荷檢查是較為適切的做法。

進行無用的運動負荷檢查有時對患者反而有害。患者會為了接受檢查而增加花費，並延誤治療。除此之外，於術前進行運動負荷檢查更有導致併發症增加的疑慮。當出現心臟方面的併發症時，患者於術後染病的風險就會隨之增加，死亡率也會變得更高。因此該學會說明，設法掌握有罹患心臟方面併發症風險的患者自然相當重要，但是只要透過病歷、體檢、靜態心電圖就可以檢測出這些患者了。

在日本接受運動負荷檢查需花費約一萬日圓，而患者不應接受這種沒有意義，同時還會對身體、經濟造成負擔的檢查項目。

而在對沒有相關症狀的患者進行心臟檢查時，還有其他必須注意的部分。

美國心血管CT學會要求醫師不要隨意對沒有相關症狀的患者進行冠狀動脈CT造影檢查。冠狀動脈懷繞包覆於心臟四周，為心臟提供所需的血液。在進行CT檢查時，透過讓患者使用放射線無法穿透的造影劑，醫師可以藉此確認患者是否有冠狀動脈阻塞的情形。

該學會表示，若是沒有相關症狀的患者接受冠狀動脈CT造影檢查，頂多只能藉此確認用來代表患者冠狀動脈裡鈣沉澱程度的「鈣化分數（Agatston score）」。而事實上。直接進行CT檢查就可以判定冠狀動脈的鈣化分數了，無須使用造影劑。造影劑不僅有副作用，更會對心臟造成多餘負擔，因此應避免使用。順帶一提，在日本接受冠狀動脈CT造影檢查須花費約三萬日圓。

該學會表示，針對因急性胸痛而被送往醫院急救的高風險患者，此時不應實施冠狀動脈CT造影檢查。這是因為雖說研究已經顯示，對於風險中等、風險較低的患者，冠狀動脈CT造影檢查能夠起到作用，但是卻尚未確定對於高風險患者，冠狀動脈CT造影檢查是否有效。或許各位會覺得，不正是該對高風險患者實施冠狀動脈CT造影檢查嗎？但是針對高風險患者，醫師必須直接進行心導管檢查，不會再進行CT檢查等檢查項目。

美國核子醫學暨分子影像學會指出，再透過「再灌流療法」消除冠動脈阻塞的情形之後，不可以隨意於每年實施運動負荷檢查。而美國核子心臟病學會也表示，不可以對沒有相關症狀的患者實施運動負荷影像檢查、冠狀動脈造影檢查等檢查項目。在那些接受了不適切運動負荷檢查的患者當中，約有半數都屬於沒有相關症狀，且低風險的患者。唯有針對年齡在四十歲以上，且患有糖尿病、周邊動脈阻塞等疾病，乃至於每年冠狀動脈心臟病的發作率超過20%的患者，才應實施運動負荷檢查。

除此之外，醫師也可以透過病歷、體檢、心電圖、血液檢查等項目掌握患者心臟的生物標記，藉此判定其心臟病的風險。

【循環器官】

超高齡者服用降膽固醇藥物沒有用處

美國醫療指導學會

美國醫療指導學會提醒，醫師不應隨意開立降膽固醇藥物給剩餘壽命有限的人服用。

該學會指出，並沒有臨床實驗顯示，血液中低密度脂蛋白膽固醇（Low-density lipoprotein cholesterol）過高，或是高密度脂蛋白膽固醇（high-density lipoprotein cholesterol）過低所造成的高膽固醇血症會導致全因死亡率（（all-cause mortality）上升。除此之外，也沒有會讓患者罹患冠狀動脈心臟病而導致死亡率增加，以及罹患心肌梗塞而導致住院率增加，乃至於讓七十歲以上的人更容易罹患不安定狹心症的依據。順帶一提，低密度脂蛋白膽固醇對人體「有害」，高密度脂蛋白膽固醇則對人體「有益」。

事實上，根據臨床研究顯示，高齡者的低密度脂蛋白膽固醇過低反而會導致死亡率上升，特別是八十五歲以上的高齡者，相較於降低低密度脂蛋白膽固醇所獲得的好處，當事人會有更高的風險死亡。研究指出，服用Statin類降膽固醇藥物（※27）會讓患者出現認知功能障礙、摔倒、神經疾病、肌肉障礙等情形的風險增加。因此該學會認為，至少超高齡者比較無須設法擺脫低密度脂蛋白膽固醇過高的情形。

相較於大型的檢查與手術，每次開立藥物的費用較低，但是statin類降膽固醇藥物卻是一種必須終生服用的藥物。在日本，每年服用Statin類降膽固醇藥物的費用約為三萬日圓，十年就需要花費約三十萬日圓了。正所謂積沙成塔，長期下來也會是一筆可觀的費用呢。

※37 能夠阻礙「HMG-CoA還原酶酵素」的作用，藉此抑制膽固醇合成。日本製藥大廠——三共（現在的第一三共）的研究團隊提出了最早的概念。Statin類降膽固醇藥物有數種類型，其中又以Atorvastatin的全球銷售額在二〇〇〇年後期居冠。

不願接受的醫療行為95

【循環器官】只要沒有出現症狀，頸動脈狹窄就不構成問題

美國家庭醫學會、美國神經學學會

在「不願接受的無用醫療行為73」當中，我提到了與昏厥症狀有關的頸動脈狹窄檢查。而美國的學會不僅認為無須對動脈硬化進行過度檢查，同時也對治療投以嚴厲目光。

首先美國家庭醫學會表示，針對沒有相關症狀的成年頸動脈狹窄患者，無須進行檢查，藉此牽制醫師胡亂對患者進行檢查的情形。

當心臟至腦部的血管罹患動脈硬化，就會出現頸動脈狹窄的症狀。而所謂動脈硬化，指的

則是血管內膜因為脂肪或膽固醇等原因而變厚的狀態。當血管因故變窄，患者可能就會有腦部血液供給滯澀的疑慮。

但是該學會卻指出，當成人患者並未有相關症狀時，若醫師仍然設法透過檢查來掌握其頸動脈狹窄的情形，對患者的弊大於利。之所以會這麼說，是因為此時醫師可能根據檢查結果，而對患者進行其實並不適合的手術，以致患者出現死亡、腦中風、心肌梗塞等重大弊害。

除此之外，美國神經學學會也提及了治療的部分。該學會表示，即便患者有頸動脈狹窄的情形，但是沒有其他症狀，且出現併發症的機率也低於3%時，則無須實施頸動脈內膜剝離術（CEA）。所謂頸動脈內膜剝離術，是當患者處於頸動脈硬化的狀態時，將變厚的血管內膜以外科手術切除的治療。

根據臨床研究顯示，即便頸動脈的狹窄程度高於60%，但是當患者並未出現症狀時，即便接受頸動脈內膜剝離術，五年內因腦中風而死亡的絕對風險也僅會減少5%至6%。而透過ACAS實驗、ACST實驗等兩種研究顯示，患者因為接受外科手術而罹患併發症的機率分別為2.3%與3.1%。相較於接受手術可以獲得的益處，似乎可以判斷手術所伴隨的害處過多，已經難以忽視。

有鑑於此，數個研究團隊要求，醫師在針對沒有症狀的患者進行手術時，患者於術後罹患併發症的機率必須低於3%，且須確保生命預後（vital prognosis，於生病、接受手術後，患者的預測存活期間）達三至五年。即便罹患併發症的機率僅為3%，仍屬於偏高了。
而根據其他的臨床研究報告顯示，不管是進行手術治療或是藥物治療，都可以幫助壓低患者罹患腦中風的機率。此外也較少有臨床研究將外科手術與藥物治療隨機分組，並加以比較兩者優劣，以致外科手術的優勢尚存在有不明確的部分。
有鑑於上述現狀，美國心臟學會在自家所提出的醫療指引當中表示，唯有當患者的頸動脈狹窄程度高於70%，且估計術後罹患併發症的機率較低時，才可以對無症狀的患者實施頸動脈內膜剝離術。而各位應該要建立起「與頸動脈狹窄有關的檢查極其有限」的概念。

【循環器官】

患者沒有意願時，就不應為患者裝設植入性心臟去顫器

美國安寧緩和照顧醫學會、美國心律不整學會

美國安寧緩和照護醫學會主張，除非患者與其家屬自行希望，否則醫師不應為患者裝設植入性心臟去顫器（ICD）。所謂心臟去顫器，是一種會在患者的心跳突然停止時，感知到心臟跳動異常，進而給予電擊，藉此幫助心臟恢復正常跳動的裝置。醫師會透過手術將心臟去顫

器埋設於靠近心臟的部位，並將心臟去顫器的導線連結至心臟，以備不時之需。可想而知地，這樣勢必會對患者的身心造成負擔。

在那些裝設有植入性心臟去顫器的患者當中，有四分之一的患者在死前一週，其體內所裝設的去顫器都持續運作。就結果來看，當患者罹患了康復無望的疾病時，去顫器所產生的電擊並沒有辦法防止患者死亡。相反地，更會讓患者痛苦不堪，並對其照護者以及家人造成壓力。以現階段而言，針對是否要在患者死前停止去顫器運作，醫療界尚未建立統一方針。而在諸般與安寧照護有關的醫療機構當中，也只有少於10％的醫療機構建立有相關方針。該學會指出，醫療界必須擬定統一方針，在患者死前停止心臟去顫器運作。

紐約心臟學會心臟功能分類（NYHA）依嚴重程度將心臟衰竭患者分為四級，而美國心律不整學會判斷，當患者處於其中症狀最為嚴重的第四級心臟衰竭，同時死亡率極高時，則不應再為患者裝設植入性心臟去顫器。特別是在重症患者已經不適用心室輔助器（※38）、心臟再同步化治療（※39）、心臟移植等治療時，就更不應該再裝設植入性心臟去顫器了。

※38　心臟內部大致可分為四個房間。由右側將從全身流入心臟的血液送往肺部；由左側將從肺部流入心臟的血液送往全身。右心房與左心房負責接受來自全身與肺部的血液；右心室與左心室則負責將血液從心臟送往全身與肺部。而針對心室功能下滑的人，醫師會使用特殊幫浦來取代心室送血的功能，這就是心室輔助器了。

※39 心房與心室重複收縮、鬆弛，即可幫助維持心跳。原本心房會以電流訊號的形式，向心室傳遞收縮與鬆弛的節律，但是當電流訊號的傳遞因故失常時，心跳就會紊亂不堪，以致血液循環出現障礙。而心臟再同步化治療則能夠採人工方式製造電流訊號，藉此令心跳恢復正常。

不願接受的醫療行為97 【循環器官】

出現沒有症狀的心室上徐脈時，無須使用心律調節器

美國心律不整學會

心室上徐脈是一種常見的疾病，也是一種心律不整。心臟可分為上下兩半，上半部為「心房」，下半部則為「心室」。而心室上徐脈的原因則在於心房，此時患者將會出現心跳趨緩的情形。如果又出現相關症狀時，醫師就可以為患者裝設心律調節器，以電流調整心跳節律，藉此治療徐脈。

而針對裝設心律調節器一事，美國心律不整學會的方針則是「當患者只是罹患心室上徐脈，但並未出現相關症狀時，就不應為患者裝設心律調節器」。

當患者罹患房室結傳導障礙，且伴隨有其他症狀時，就適合裝設心律調節器。而當患者罹患因房室結傳導障礙所造成的徐脈，但沒有其他症狀，同時也沒有其他需要調節心律的原因，

也無須進行心臟再同步化治療時，可就不知道心律調節器是否還有效了。對此臨床研究也並未提出明確結果。而裝設心律調節器雖然是一個風險較低的手術，但是過程中仍伴隨著相當的風險與費用支出。譬如在日本接受心律調節器裝設手術就需花費兩百萬至三百萬日圓。

除此之外，若是心律調節器持續對右心室發出不適當的信號，則有可能對心臟功能有害。而美國學會的醫療方針判斷對這類患者裝設心律調節器的風險大於效果，因此並不建議。

不願接受的醫療行為98

【循環器官】

治療心肌梗塞時，即便是血管狹窄的患者，也無須同時治療其尚未阻塞的血管

美國心臟病學會

冠狀動脈懷繞包覆於心臟四周，為心臟提供所需的血液。當冠狀動脈因故狹窄阻塞時，心臟就會停止跳動。而醫療界目前正廣泛對患者實施「經皮冠狀動脈介入性治療（PCI）」，醫師會經由手臂或大腿動脈將導管送至心臟的冠狀動脈，並使用氣球或是支架撐開血管。有時候醫師也會為了「保險起見」，而將明明沒有阻塞的血管也一併撐開。當血管變得過於狹窄時，

會對患者的身體健康構成問題，但是醫師卻也不該隨意對患者進行過度治療。

美國心臟病學會警告，醫師針對罹患ST時段上升心肌梗塞（STEMI），導致血管狹窄程度嚴重的患者進行經皮冠狀動脈介入性治療時，除了造成血管狹窄的元凶以外，無須為了確保血液循環順暢而將支架放入其他動脈。

STEMI是一種會造成嚴重血管阻塞的心肌梗塞，因此需要多加警戒。雖說如此，若是將支架放入並未變窄的動脈，則可能導致患者死亡率與罹患併發症的增加。而雖說經皮冠狀動脈介入性治療可能對血液循環欠佳的患者有效，但是至今為止的臨床研究卻尚未證明，對造成血管狹窄的元凶以外的其他血管進行治療的做法具有意義與效果。

罹患可以靠藥物治療的心房顫動時，無須進行心導管電氣燒灼術

美國心律不整學會

「心導管電氣燒灼術」是近年來廣泛被使用於心律不整治療的嶄新療法。心律不整會導致心跳紊亂，而其中被稱為「心房顫動」的疾病儼然成為問題。這是一種位於心臟上半部的「心房」因故發出異常電流訊號，以至心跳失常的疾病。心房顫動會讓血液凝固，進而導致血栓。而當血栓流往腦部，就可能會造成腦梗塞的問題。

藥物治療也可以用來治療心房顫動，而此處所介紹的心導管電氣燒灼術則是一種將心導管伸入患者心房，並以電極加熱發出異常電流訊號的部位，藉此消除症狀的治療。

另一方面，美國心律不整學會則表示，只要心房顫動的患者能透過服藥穩定控制自身的症狀與心跳，就不應對患者的房室結實施心導管電氣燒灼術。該學會說明，唯有在患者無法透過服藥穩定控制自身心跳以及相關症狀，或是因為徐脈而有心肌傳導障礙的可能性時，實施心導管電氣燒灼術與心律調節器治療才有意義。參考該學會最近提出的醫療指引，當中也提到針對透過服藥穩定控制自身心跳，且沒有相關症狀的患者，若是實施心導管電氣燒灼術可說是弊大

於利。

而目前醫療界對於心導管電氣燒灼術的效果也還留有許多不甚清楚的部分。這是一項治療費用極其昂貴的治療，在日本接受此治療需花費約一百五十萬日圓。我認為今後醫療界仍需進一步檢測此治療是否真的具有意義。

【循環器官】

評估無須再放置中心靜脈導管後，應立即中止此醫療行為

美國老年醫學會

使用中心靜脈導管幫助患者補充營養，並持續投藥的醫療行為與胃造瘻類似，都構成了醫療問題。誠如其文字所述，這是一種在通往心臟的中心靜脈當中放入導管，並持續投以營養液與藥物的醫療行為。

而美國老年醫學會則希望醫師能夠自律，不要貪圖患者與醫療機構的方便而使用中心靜脈導管。

沒有錯，目前中心靜脈導管已經是醫療現場普遍使用的裝置了。但是使用中心靜脈導管卻

會造成患者在費用面的負擔，以及引發相關的醫療併發症而導致患者死亡等，這是使用中心靜脈導管的一大問題。所謂因為中心靜脈導管而引發的相關醫療併發症，指的則是血流感染（CLABSI）、靜脈血栓栓塞（VTE）。

於是該學會強調，僅有少部分患者適合實施中心靜脈導管。當患者需要長期接受靜脈內抗生素投藥、非經口營養供給、化療、頻繁的血檢時，就應實施中心靜脈導管了。而一旦需要放置中心靜脈導管的條件消失後，醫師就應立即中止此醫療行為。

第三部

將「無用的醫療行為」放逐至天涯海角吧！

消滅無用醫療行為的運動開始於美國，不管是對患者、醫師來說，還是對因為醫療費用水漲船高一事感到煩惱不已的國家來說，這都是一個具有意義的動向。
下面就讓我們來看，為何在日本不易發起「Choosing Wisely」這類活動吧。

1

消滅無用醫療行為的活動是否也會在日本推廣開來呢？醫師與患者各自築起了高牆，阻礙了付諸實現的腳步

ＡＢＩＭ基金會與全美七十一個學會共同發起了「Choosing Wisely」活動，當中談到了針對癌症，以及癌症以外之疾病所進行的無用醫療行為。各學會居然如此具體地指出這些無用醫療行為，不禁令人感到驚訝不已。

而綜觀ＡＢＩＭ基金會所指出的諸般醫療行為，我們可以發現，這些用於「診斷」、「治療」、「預防」的醫療行為並不一定都以「讓患者康復」做為終極目標，但是卻都有共同的關鍵字。

其中之一就是醫師為了「防範未然」、「以防萬一」，而不斷進行的「過度診斷」。諸如：以健康者為對象進行的「攝護腺特異性抗原（ＰＳＡ）檢查」、或是以有腰痛症狀的人為對象，在症狀出現後的六週以內對其進行的影像檢查等。

或許以外行人的角度看來，這麼做並無不可，而真的這麼做的醫師也不在少數，但是美國的學會卻仍認為不要這麼做比較好，理由乃是在於即便實施這些診斷，性價比也明顯過低。

而「過度治療」也儼然成為問題。對感冒患者使用抗生素就是其中的典型。

抗生素能夠阻礙細菌獨有的細胞壁合成，並阻礙細菌才擁有的增殖功能。但是許多感冒的原因都是病毒，而病毒與細菌的構造並不相同。因此抗生素對病毒完全沒有用處，即便在感冒時使用抗生素也沒有意義。過度治療還會伴隨副作用的問題，必須要竭盡所能地避免無用的治療。

而各學會也指出了影像檢查對患者所造成的負擔。由於CT檢查與X光檢查等影像檢查都會令患者曝露在放射線下，因此本身就會對患者造成精神與肉體上的負擔。無論是任何檢查，能不接受就盡量別接受會比較好。

而我們也無法忽視過度治療對患者所造成的經濟負擔。ABIM基金會認為，當醫師為了檢查子宮頸癌而進行陰道鏡檢查（colposcope），或是為了治療風濕而使用生技醫藥時，若是能多加考慮，即可獲得抑制費用的意義。而這也是在進行影像檢查與投藥治療時必須多加注意的部分。雖說一旦病情攸關性命時，人們對金錢的價值觀就會變得薄弱，但是當某些檢查或治療的性價比較差時，則不要接受會比較好。我希望各位也可以知道這件事。

事實上，某些醫療行為也欠缺足夠依據可以證明其效果，因此構成問題。譬如人們普遍認為補充軟骨素與葡萄糖胺對退化性關節炎有效，但是臨床檢查其實並未證明其效果。除此之外，ABIM基金會也指出，針對乳癌患者進行的強度調控放射治療（IMRT治療）、針對攝護腺癌患者所進行的質子治療等治療並不具備充分的科學依據。對於這些乍看之下具有意義的診斷、治療、預防等，各位必須養成冷靜態度，仔細考量它們是否真的有科學依據，這點相當重要。

除此之外，有時治療的頻率或許也會過於頻繁。當中的學會就提到，每十年做一次大腸癌內視鏡檢查就行了。與此相同，也建議每十年接受一次骨質疏鬆症檢查就行了。或許患者是因為擔心自己的健康狀況而選擇頻繁接受檢查，但是患者在面對醫療行為時應加以自律。

仔細看看美國學會所建議，以及不建議的醫療行為，我們可以發現，其中充滿了他們想要徹底去除無用醫療行為，並推廣有意義之醫療行為的氣魄。他們致力於提供容易理解的醫療資訊給普羅大眾，以做為選擇上的方針，如此敏捷的行動力不禁令人瞠目結舌。

或許會有日本醫療界的人士認為，「Choosing Wisely」屬於美國的醫療建議，因此無法照本宣科地套用在日本的醫療環境。

而我則認為，這些醫療界人士之所以會這麼說，其實有著表面理由與深層理由。表面理由是日本在醫療經濟方面的問題，以及醫師養成上與國外有所差異；而深層理由則是醫師的醫療知識普遍不足，乃至於為了賺錢與迴避風險的問題。

首先讓我們來看看較為淺顯易懂的深層理由吧。這與我在第一章將「無用醫療行為」分為「醫療提供方刻意為之」與「醫療提供方不經意為之」等兩種類型向各位所介紹的背景相同。

當醫師因為欠缺醫療知識而實施無用治療的案例偏多時，醫療界就必須立即設法解決該情形。如此一來，醫療界只要讓日本的醫師都知道有「Choosing Wisely」這類活動就行了。當醫師的業務繁忙時，可能就會沒有閒暇時間可以即時更新醫療資訊。而為了應對上述狀況，美國醫療界建立了能夠促進醫師終生學習與再教育的機制。我認為日本跟隨此趨勢，並致力發展向醫師介紹醫療資訊的活動一事具有意義。

另一方面，若是醫師意識到某些治療沒有意義，卻仍然對患者實施該治療時，可能就牽扯到既得利益者的權錢糾葛了。

其中之一就是前面已經提到過的醫療機構經營問題。問題在於進行越多檢查與治療，醫療機構越是能夠賺得盆滿缽溢。

誠如本書四十九頁所述，有越來越多必要性並不明確的治療在日本被推廣開來。此外我也介紹了診療報酬制度改訂導致特定醫療行為增加的現象。「Choosing Wisely」活動苦口婆心的要求醫療機構在提供醫療服務給患者時，要意識到患者所負擔的醫療費用，但若是患者所負擔的醫療費用減少，就會連帶對醫療機構的經營造成負面影響。雖說不願意以小人之心去猜想醫療機構是為了賺錢而導致無用的診斷與治療增加，但是當經營問題令醫療機構在判斷上出現微妙錯亂時，醫療界設法建立相關機制，藉此抑制上述風險的做法就具有意義。

除此之外，在「Choosing Wisely」不建議的項目當中，各學會也指出了有不少特定診斷與治療缺少依據。誠如製藥大廠諾華（novartis）修改臨床實驗數據的問題，我想或許今後醫療界也可能出現企業扭曲科學依據，藉此捏造出不存在的效果，以求讓患者買單的趨勢。我們不可以原諒企業為追求利益，而讓無意義的診斷與治療橫行於世。因此我們也必須要時刻以嚴厲的目光去監督這些企業。

說到底，若是醫療界只存在上述的深層理由，處理起來就會較為單純，而以現實情況來說，表面理由處理起來會更加棘手。

之所以無法將「Choosing Wisely」的機制照本宣科地套用在日本的醫療環境，理由大抵有二，其一是患者方的考量，其二則是醫療提供方的考量。

不同於美國，在日本接受檢查的費用較低。誠如在第一章所做之介紹，在日本即便因為急性闌尾炎、上臂骨骨折等症狀而住院，花費也不會像美國一樣驚人。除此之外，患者的自費負擔僅為三成，且高齡者的自費負擔又更低了。因此對於日本的患者來說，接受檢查與診斷的費用不會造成跟美國一樣嚴重的壓迫感。相反地，也因為日本的醫療費用較為平易近人，以致患者會設法藉由過度的檢查與治療、預防對策來獲得安心感。

而造成上述背景的原因自然就是日本的全民健保制度了。對於有健保給付的醫療項目，患者僅需負擔三成的費用，而且根據年齡差異，負擔比例還有可能變得更低。除此之外，國家與保險人也積極提供預防醫療的相關對策給人們，同時也配備有完善的居民健診與體檢服務。這相當值得讚賞，以優點看來，許多患者都因此得以用低廉的價格看診，乃至於接受治療以及幫助預防生病的醫療服務。根據統計數據顯示，日本實施ＣＴ檢查的次數在全球居冠，這也是因為患者所需負擔的費用較低才得以成立。此外接受內視鏡檢查的費用也較為經濟實惠。

而即便在「Choosing Wisely」當中並不建議醫師對健康者實施ＰＳＡ檢查，在日本也比較容易得出「能做的檢查就盡量做吧！」的結論。事實上，以日本泌尿科醫學會為首的日本醫療界也對在檢診時進行ＰＳＡ檢查一事抱持正面態度。與對進行ＰＳＡ檢查一事抱持消極態度的「Choosing Wisely」活動形成極大對比。

歐洲的研究主張ＰＳＡ檢查能夠令患者因攝護腺癌而死亡的機率減少約20％，而對於推動ＰＳＡ檢查一事，日本同樣具有一定依據。有人認為若是能夠減少死亡的患者人數，即便多花些功夫與費用也沒有關係；有人則認為，為了防止一名患者死亡，而讓多達一千名患者必須在接近十年的期間內持續接受ＰＳＡ檢查可說是過度的醫療行為。根據各自的解釋不同，有人主張積極推動ＰＳＡ檢查，有人則持反對意見。但是毫無疑問地，在日本接受檢查的費用容易獲得抑制，因此相較於美國，也比較不容易形成費用負擔上的問題。

此外還有另一個理由，導致無法將美國建議與不建議的醫療行為照本宣科地套用在日本的醫療環境。也就是醫療提供方的考量。由於透過臨床研究所得出的科學依據大多以外國人為研究對象，因此衍生出無法直接適用於日本患者身上的問題。

考量到日本人與其他人種之間在生物學，乃至於在飲食生活等方面的差異的確也相當重要。譬如有時在治療高血壓時，醫師會讓患者服用利尿劑，藉此排出體內多餘的鹽分，而根據患者日常的鹽分攝取量多寡，也會讓治療效果出現改變。亦即代表說，生活習慣也會對投藥效果產生影響。而理所當然地，醫療界也必須將患者在生物學、生活習慣等方面的差異反映在建議與不建議的醫療行為上。

但是以現狀來看，日本已經逐漸失去允許無用醫療行為的條件了。

十年來，日本每天的平均患者人數增加了七十萬人！

首先考量到患者周遭環境的變化，在讓患者人數增加之餘，同時也讓患者有更多機會察覺到無用的醫療行為。

其背景在於網路資訊量的擴張。我有一位朋友任職於提供社群網路服務的公司，他曾經在十年前告訴我一件驚人的事。也就是在當時，相較於個人電腦，人們已經更偏好於使用手機來使用社群網路服務。而當時我還一直誤以為個人電腦仍然是網路服務的中心呢。

不知道在日本各地是否只有我如此跟不上時代呢？日本網路服務的主角早在十年前就移往手機身上了，何況是今時今日。而隨著智慧型手機問世，手機螢幕的解析度大幅提升，能夠顯示在螢幕的資訊量也有了飛躍性的增加。此外也歸功於數據傳輸速率的提升，讓人們能夠輕易取得包含影片在內的各類資訊。

對於患者來說，他們可能得以利用手機來解決某些醫學方面的疑問。即使無法完全理解，仍然能夠獲得資訊以判斷自己所接受的醫療行為是否有必要。因此相較於缺乏相關資訊時，此時患者的問題意識將會變得更加強烈。

諸如《全民家庭醫學》、《主治醫師診所》、《老師沒教的事》等考察醫療議題的電視節目也是不勝枚舉。節目內容大抵就是藝人與醫師就醫療方面的疑問加以討論，藉此讓該疑問獲得解決。在觀看過程當中，觀眾自然也能夠掌握簡單易懂的醫療資訊。

當患者人數水漲船高，媒體開始行動也是理所當然的事情。誠如本書開頭處所做之介紹，根據日本厚生勞動省的《患者調查》報告，時值二〇〇二年，日本國內的患者數估計有七百九十二萬九千人，而在最近二〇一一年調查時，患者數卻來到了八百六十萬一千五百人（調查當日的患者數，包含住院患者與掛號患者），較之前增加了8．5％。當一天的患者數增加了七十萬人之多，對於醫療資訊的需求自然也會隨之提高。

除此之外，我們也不可以忽略醫療對於財政面、經濟面造成的問題。容我稍微帶到日本媒體很常提到的國民醫療費用問題，日本在二〇一一年度的國民醫療費用為三十八兆五千八百五十億日圓，將近四十兆元。雖說人們僅需自費負擔其中的三成，但是相信這仍然增加了各個患者家庭在健保費用方面的負擔。

誠如本書開頭處所述，常常會有面臨疾病問題的患者家屬，乃至於患者本人來找我諮詢。而幾乎所有患者都是在徹底蒐集相關資訊之後，才前往醫療機構看診。而且就我看來，當患者面對癌症等重大疾病時，越是會想要設法獲得相關的醫療知識，以接受必要的診斷與治療。

在本書開頭處我曾經提到，自從日本在二〇〇一年發生了東京女子齒科大學醫療事故，以及隨之爆發的隱瞞事件之後，開始有越來越多日本人對醫療環境抱持不滿。而根據日本厚生勞動省二〇一一年的《受診療行動調查》資料顯示，回答對醫療機關感到不滿的人已經攀升至約三成。

做為前提，基本上應該不會有人是刻意想要生病的。不管是外國人，還是日本人，大家都盡量不想因為生病而花錢看診。

有鑑於上述事實，我認為那種「即便性價比較差，也要設法增加治癒的患者數」的說法已經不再成立。

而即便是要接受ＰＳＡ檢查與陰道內視鏡檢查等專業檢查，患者也開始會在前往醫療機構看診之前，先探討上述檢查是否具有意義。譬如在治療胃癌時，患者也會事先調查該動開腹手術，還是該動腹腔鏡手術比較好。不同於十年前、二十年前，現在日本患者也會考慮到醫療費用是否妥當，與美國患者之間的差距逐漸變小。全體社會都認為醫療機構應該要提供品質與收費相匹配的醫療服務給患者，對於醫療機構的監督可說是與日俱增。

而對於「Choosing Wisely」活動當中建議與不建議的醫療行為，我想日本醫師的反應大抵可分為兩種類型。有些醫師認為各學會所建議的項目是「合理的」，有些醫師則判斷這些項目是「不合理的」。

當認為這些項目合理的醫師較多時，「Choosing Wisely」自然就可以在日本推廣開來。日本醫療界理應跟隨美國的腳步，立刻將這些項目的某部分納入原有的醫療環境當中，並逐漸推廣至各個醫療機構。

但是當醫師判斷這些項目不合理時，則會構成問題。在「Choosing Wisely」活動當中，美國胃腸病醫學會建議「每十年做一次大腸癌內視鏡檢診就綽綽有餘了」，下面就讓我們以此做為案例來思考看看吧。

這是一個醫師需要有能力向患者說明治療依據的時代

普遍而言，日本罹患大腸癌的機率低於美國。除此之外，日本國內也有許多企業涉足內視鏡製造領域，諸如OLYMPUS、FUJIFILM、PENTAX等，因此具備易於推廣內視鏡的條件。也由於接受內視鏡檢查的費用較低，因此人們接受內視鏡檢查的意願也較為踴躍。結果相較於美國醫師，日本醫師在內視鏡的使用上，乃至於以內視鏡進行診斷的能力上都有極大的可能性優於前者。

除此之外，或許在目標的設定上也會與國外醫師有所差異，國外醫師可能會勉強接受內視鏡有95％機率發現大腸癌的結果，日本醫師則會希望內視鏡能夠有１００％的機率發現大腸癌。

有鑑於上述條件，日本醫師又該如何掌握為患者進行大腸內視鏡檢查的間隔呢？

日本厚生勞動省的研究班在二〇〇五年所提出的醫療指引顯示，大腸內視鏡檢查的間隔應為五或十年。此時該研究班乃是使用了國外研究的數據做為科學依據。而考量到臨床研究不易僅以日本人做為研究對象的部分，我想或許醫師可以憑自身判斷，讓患者每五年，或是在更短的間隔內接受大腸內視鏡檢查。

有鑑於日本的檢診補助較為豐厚，我們實在難以想像醫師可以落實每十年為患者進行一次內視鏡檢查的頻率，這部分只能夠配合日本的情況了。

而在「Choosing Wisely」活動當中，有學會指出「應盡可能減少對孩童實施CT檢查」一事，我想這也很難滲透入日本的醫療環境當中。雖說本書開頭處的北山小朋友有幸避免接受CT檢查，但是以醫師的角度來看，都不希望漏掉任何一位重症患者。當患者因為外傷而接受CT檢查時，可以獲得健保補助，而在權衡考量患者在金錢方面的負擔、幫助避免漏掉重症患者、陷入醫療訴訟的風險等項目之後，日本的醫師大多會建議患者接受CT檢查。關於這部分，日本也應該要探尋適合自家醫療環境的做法。

但是以現實來說，各國醫師對患者說明自身醫療方針的責任都變得越來越大了。而雖說各國的醫療環境都有所不同，這仍然能夠成為將美國「Choosing Wisely」活動當中所推薦的醫療行為推廣至全球各國的基礎。

由於對患者說明自身醫療方針需要花費多餘功夫與費用，因此或許醫師並不歡迎上述趨勢。而為了減少醫師花費在說明上的功夫，日本的醫學會等組織也必須給予醫療提供方支援。

除此之外，我也希望那些已經推廣於世，在診斷、治療、預防方面的醫療指引能夠變得更加完善。理想情況則是讓所有醫療資訊都變得簡單易懂，並讓普羅大眾能夠輕易取得這些資訊。也要讓患者方理解醫療提供方的考量也具有其意義。就結果而論，這樣或許能夠幫助抑制醫師向患者說明時所需花費的工夫與費用呢。那麼接下來我想繼續跟各位談談醫療方面的問題。

第三部　將「無用的醫療行為」
　　　　放逐至天涯海角吧！

消滅無用醫療行為的活動是否也會在日本推廣開來呢？
醫師與患者各自築起了高牆，阻礙了付諸實現的腳步

勇敢對專門學會設定的標準值說NO！面對醫療費用急劇增加的情形，保險人開始出招

時值二〇一四年四月，在日本發生了一件以醫療常識來看會令人相當震驚的事情。當時日本健康檢查學會與健康保險組合聯合會（健保聯）所組成的研究團隊共同分析了人們的健檢數據，藉此提出健康者的全新標準值。

研究團隊從一百五十萬筆檢查數據當中抽取出約一萬五千筆認定為「超健康」的檢查數據，並根據其檢查數值分散的情形來探究健康的標準值。

令人驚訝的地方在於，上述學會完全忽視了過去由專門學會所制定的正常值標準，意圖設定全新的健康標準值。在發表健康標準值時，他們直接挑過了各路專家的意見，這部分已然顛覆既有嘗試。事實上，日本高血壓學會也立刻發表了反對上述學會做法的見解。

誠如本書前言所述，在日本高血壓學會原有的高血壓治療指引當中，設定收縮壓（高壓）

低於130mmHg，舒張壓（低壓）低於85mmHg為正常血壓。在擬定該治療指引時，該學會乃是參考了過去的臨床研究，並發現當血壓提高到某種程度時，當事人罹患重病或是死亡的風險會提高。

但是日本健康檢查學會卻大膽地將高血壓的判定範圍上修，將血壓的正常範圍設定為：上壓低於147mmHg，下壓低於94mmHg。也就是說，該學會將某部分以過往專門學會的標準來看屬於「高血壓」的人視為「健康者」。

此外，日本健康檢查學會也對BMI值、中性脂肪值、低密度脂蛋白膽固醇（亦即壞膽固醇）值的正常範圍提出了「嶄新定義」。以該「嶄新定義」來看，健康者的數量頓時大增。

而兩大負責研究的團體的意向則是造成上述情形的主要背景，特別是健保聯佔據了至關重要的地位。

健保聯的如意算盤是盡可能地節省公司職員們所繳納的健保費用，藉此穩定經營。而時下日本的醫療費用持續增加，為了節省公司職員們所繳納的健保費用，健保聯必須正確地將健康者判定為身體健康才行。因此當外界專門學會所設定的標準值有誤時，即便那是由專家學者所設定的基準，仍然有加以修改的必要。而本次日本健康檢查學會與健保聯提出了「重新設定」健康標準值的做法無疑為日本醫療界掀起了一陣波瀾。

這是一股對已然普及之醫療行為再次進行評估的動向，類似於「Choosing Wisely」活動。

毫無疑問地，今後健保聯等保險人都會對上述再次評估醫療行為的動向投以熱切目光吧。而健保聯也有可能做為「日本版 Choosing Wisely」的推動組織之一浮出檯面。

因為「包套價格」而改變的醫療環境

普遍而言，日本在過去都是根據患者所接受的醫療行為「按服務付費」。因此對醫療機構來說，實施越多檢查與治療，越是可以賺得盆滿缽溢。而對於聰明的醫療機構來說，設法在患者的容許範圍內實施諸般檢查與治療，藉此「充分賺取診療費用」的做法也成為了有經營頭腦的固定做法。結果導致了過度診療的問題叢生。

相較之下，目前以大型醫療機構為中心，在收費時採取「概括性付費」的做法逐漸普及於日本各地。其做法的特徵在於是根據疾病被分類的「疾病群」來決定醫療費用，而不是根據患者所接受的個別醫療行為。患者需根據自身的疾病群內容來支付醫療費用，也就是所謂的「包套價格」。

而概括性付費的好處則在於，每種疾病的醫療費用都設定有上限，因此對於醫療機構來說，進行越多檢查與治療反而會壓縮到所能獲得的利益。由於醫師必須有效率地透過最低限度的檢查、最低限度的治療來治好患者，因此自然得嚴格注意檢查與治療的必要性。

其實在好一陣子以前，日本醫療界就有人提出除了在大醫院住院以外，也要讓患者在前往大醫院看診時，或是於診所接受醫療行為時都能夠採概括性付費的要求。有鑑於醫療費用持續增加，這些人因此公然提出要擴張概括性付費範圍的意見。

而有關於日本診療報酬的支付方式，則大抵交由隸屬於厚生勞動省的中央社會保險醫療協議會（中醫協）議論後加以決定。由於這屬於國家的方針，因此想要做出修訂並不容易，但是當概括性付費被導入並普及於日本各地的醫療機構時，醫療界就必須建立起類似「Choosing Wisely」的制度，藉此幫助揀選醫療行為，並掌握針對各種疾病的最低限度醫療行為。

健保聯等負責出錢的「保險人代表」、以醫師為首的醫療服務提供者「醫師、牙醫師、藥劑師代表」、負責維護公眾利益的「公益代表」等三巨頭構成了中醫協這個組織。其中的保險人代表自然對概括性付費的導入較為積極，但是我卻不認為醫師、牙醫師、藥劑師代表會輕易接受概括性付費的導入。在考量到建立日本版 Choosing Wisely 的趨勢時，眾家代表間的角力，以及日本政府本身的動向都頗令人玩味。

除此之外，廣島縣吳市所推動的學名藥差額通知系統雖說不是由醫療界所提出的措施，但是仍值得矚目。藥品可分為有專利保護的新藥——「原廠藥」，以及當原廠藥的專利過期時，其他藥廠可以推出的跟風之作——「學名藥」。由於學名藥的成分與原廠藥相同，且售價較為低廉，因此能夠幫助節省藥物費用。

有鑑於此，吳市正在建立一個措施，當發現患者正在使用的原廠藥有其他的學名藥可以做為替代的時候，系統就會發出通知，讓患者知道自己如果改使用學名藥可以導入普通的藥物。

而該措施卻引發了日本全國醫師會的反彈，對醫療提供方來說，這等同於自身為患者選擇藥物的權利受到了侵犯，因此抱持強烈的抗拒感。但是做為今後讓醫療效率增加的手段之一，該措施仍然備受矚目。當系統提出通知，質疑患者所接受的治療時，則患者本身就得要對自身所接受的治療加以考慮了。

除此之外，人們也正密切注意今後醫療界無償公開醫療指引的動向。

譬如日本國立癌症研究中心就建設了「癌症資訊服務」、「以科學依據為基礎的癌症檢診」等網站，並無償公開諸般與癌症有關的資訊。對於日本的癌症患者與其家屬來說，這兩個網站或許相當有名呢。會日文的人可以無償在上述網站獲得與癌症診斷、治療、預防有關的最新資訊。當各位想要獲得正確醫療行為與最新醫療行為的資訊時，參考醫療指引會是快速有效的做法，但是在日本，瀏覽醫療指引往往需要付費。

除此之外，也常常會只發行紙本書籍的版本。對於患者來說，是否能夠免費確認醫療指引的資訊可說是至關重要。而人們同樣可以在「Ｍｉｎｄｓ」公益財團法人，以及日本醫療機能評鑑機構所架設的網站上免費瀏覽醫療指引。許多日本人都知道這件事情。為了讓有效的醫療行為普及於世，免費公開醫療指引可說是深富意義的第一步呢。

而東邦大學所建立的「醫中誌診療指引資訊庫」也是這類免費網站之一。東邦大學整理了眾多醫療指引的發行資訊，能夠幫助人們查詢這些醫療指引的原出處。

設法整頓公共資源，藉此提供患者所需的醫療資訊可說是日本目前的一大課題，而弭平患者方與醫療提供方之間的資訊差距一事也相當重要。

醫療提供方必須「重新設定所提供的醫療行為」

在與醫師等醫療從業人員聊天的過程當中，我感覺到他們似乎有一種傾向，認為與患者站在同一高度討論檢查與治療是在「浪費時間」。站在醫師們的角度想來，相信都會覺得「此話有理」呢。

若是要成為一名醫師，當事人必須花上長時間學習，才能夠獲得所需的專業知識。而患者方也必須要擁有一定的知識量，才能夠理解醫師所提供的專業說明。因此當然會有醫師認為，醫療提供方設法與患者方站在對等地位討論的做法只是在自討苦吃。

但是既然患者方目前徹底蒐集醫療資訊的情形變得越發普遍，今後醫師等醫療提供方也得組織性地向患者提供相關資訊才行。而醫師等醫療提供方仍然會是考慮其手段的主體。因此我認為，醫療提供方必須「重新設定所提供的醫療行為」，就像是 Choosing Wisely 一樣。而考慮到今後的醫療改革，日本的醫師等醫療提供方是否又該優先採取行動呢？日本目前所處的狀況與美國並無二致，而迫於外界壓力以致隨意展開行動的做法並不理想。

而實證醫學ＥＢＭ (Evidence-Base Medicine) 的觀念在醫療界變得越發普及，我已經在第一章向各位介紹過此觀念。這套方法乃是基於臨床研究結果，確實辨別哪些檢查、治療、預防真的具有意義，藉此洞悉醫療行為的價值。在日本，實證醫學ＥＢＭ的觀念也已經變得理所當然。而將專家所提出的方針整理歸納於醫療指引當中的趨勢也變得稀鬆平常。此時醫療提供方的責任則是將該趨勢推廣至普羅大眾。

而美國的 Choosing Wisely 活動則是由隸屬於國內各學會的醫師們自主發起。在醫療費用水漲船高，以及一片要求提升醫療效率的聲浪當中，美國的醫師們團結同心，由各學會鎖定在自家所屬領域當中「沒有意義的醫療行為」，並公諸於世。

乍看之下，這或許形同作繭自縛，讓醫療提供方無法自由地向患者提供醫療服務。但是事實並非如此，此時各學會將取得共識，並由專家學者鎖定真正需要的醫療行為，並與普羅大眾共享這些認知。

也就是說，當社會大眾共享醫療資訊的腳步持續進展，也能夠幫助專家學者打造容易向患者提供醫療服務的狀況。而之所以 Choosing Wisely 活動能夠在美國被推廣開來，乃是因為醫師等醫療提供方與患者方的利害關係一致。

日本的醫療界是否也該盡早建立起上述趨勢呢？否則保險人、國家、地方政府等與醫療無關的勢力則可能對此不置可否，並對醫療界造成壓力。更可能讓醫療提供方在應對上處於被動地位。紊亂不堪的醫療環境與公共利益相駁斥，我想大家都希望能建立起一套程序，幫助揀選真正需要的醫療行為。而目前 Choosing Wisely 活動已經從美國進一步推廣至全球各國，我認為這對日本醫療界來說也會是一個良好契機呢。

為了思考出將有意義的醫療行為推廣至日本各地的方法，我試著接觸了美國 Choosing Wisely 活動的皮毛。而在本書當中，我也與各位分享了不少當中的內容。除此之外，美國醫療從業人員為了提供患者更加優質的醫療服務，而不斷摸索，我相信各位也都認同了他們的努力。今後我也希望能夠繼續關注 Choosing Wisely 活動的發展。

本書也確認了發生於日本的全新醫療趨勢，以網際網路為首的資訊產業趨勢亦是其中之一。除此之外，我們也看到了患者不願接受無意義醫療行為的根本想法。同時也耳聞了日本醫療界所面臨的獨特情況，並帶領各位探尋日本醫療界應當要跨越的障礙。而這全都是希望各位以後都能夠宛如理所當然地享受到有意義的醫療行為啊。

在親朋好友生病時能夠迅速，且隨時隨地蒐集可供參考的資訊，這可說是相當重要的醫療對策。希望我至今為止所做的考察能夠成為一個契機，讓日本醫療界開始建構全新的醫療資訊來源。如果各位讀者能夠因此輕易接受有意義的醫療行為，進而讓煩惱稍微減少，那麼對我來說也將是無上的幸福。

第三部 將「無用的醫療行為」
　　　 放逐至天涯海角吧！

勇敢對專門學會設定的標準值說NO！
面對醫療費用急劇增加的情形，保險人開始出招

後記

在本書開章處，我曾經表示自己學過獸醫學。不怕各位誤會，我認為人類醫學是「活的」，而獸醫學則是「死的」。

相信有學習過獸醫學的人都知道，獸醫學的世界時常與死亡二字比鄰而居。「撲殺」往往會是一個理所當然的選項。

譬如當牛隻罹患口蹄疫時，養殖業者就必須直接撲殺該牛隻，並於之後將屍身採掩埋或焚燒處理，過程中完全不會考慮到牛隻的意願。而雞隻一旦罹患高原性禽流感，也同樣必須直接撲殺。之所以要這麼做，是因為法律設有相關規範。

當疾病具有高度傳染性時，就必須盡早根除該疾病，否則將會進一步傳染給其他可供傳染的動物，以致蒙受超過容許範圍的莫大經濟損失。養殖業者在以產業動物的診斷、治療、預防做為前提之餘，也必須考量到醫療可以獲得的利益，以及醫療所需的費用，也就是所謂的風險與報酬。

但是人類醫學卻不是獸醫學這種簡單的利益計算。「這傢伙感染了流感病毒，可不能讓他活下去了！」這種想法是恐怖片世界才會有的啊。人類醫學總是以「設法讓患者存活」做為前

提，雖說以人類為對象的醫療行為也會意識到性價比的部分，但是撇開預算，盡力救治患者的想法比較容易佔據優勢

而誠如本書所述，臨終醫療可說是極其混亂，大家都已經陷入混亂，無法做出正常判斷。以致過度的醫療介入將患者生存的尊嚴蹂躪地一文不值，這已經超過了撇開預算，盡力救治患者的範疇了。

總是會有醫師提供全無意義的醫療服務給患者，藉此讓患者獲得安慰，譬如開立抗生素給罹患病毒感染的患者服用就是案例之一。過程中全然沒有考量到效果、費用、風險等因素。

我想或許也因為自己曾經接觸過獸醫學，因此很快就能接受「Choosing Wisely」以性價比的視角來思考醫療行為的做法。我能夠理解 Choosing Wisely 是一個趨勢，在以患者存活一事做為大前提之餘，同時也反省了臨終醫療當中所出現的醫療行為是否適宜，藉此讓人們對醫療抱持正常的看法。同時也感覺這是一個有助於建構「讓患者存活所需之醫療行為」的活動。

若是各位在閱讀了我於本書當中所做的考察之後，能夠獲得某些思考上的契機，那麼我將感到不勝之喜。由衷感謝撥冗閱畢本書的各位。

最後讓我對任職於日經 BP 社，負責編輯本書的篠原匡先生、爽快答應接受採訪的各方人士，以及在執筆期間允許我專心寫作，從旁給予我全面支持的內子與犬子。

室井一辰

●本書提及的醫療資訊網站

網站	營運單位&主管機關

日本

Minds醫療指引中心	日本醫療機能評價機構
http://minds.jcqhc.or.jp/	
免費公開各種醫療指引。	
東邦大學・醫中誌診療指引資訊庫	**東邦大學・醫學中央雜誌刊行會**
http://guideline.jamas.or.jp/	
可以查詢最新的診療指引。	
癌症診療指引	**日本癌症治療學會**
http://www.jsco-cpg.jp/	
能夠閱覽癌症的診療指引。	
癌症資訊服務	**日本國立癌症研究中心癌症對策資訊中心**
http://ganjoho.jp/public/index.html	
能夠收集癌症的基本資訊。	
患者調查	**日本厚生勞動省**
http://www.mhlw.go.jp/toukei/list/10-20.html	
了解患者最近的治療動向。	
治療行為調查	**日本厚生勞動省**
http://www.mhlw.go.jp/toukei/list/34-17.html	
能夠掌握日本的患者都如何利用醫療機構，以及患者對醫療機構的滿意度等。	
維基百科	**維基百科**
http://ja.wikipedia.org/	
能夠查找各種用語的意思，包含醫學用語。由全球各地的志工撰寫、編輯而成。	

美國

Choosing Wisely	美國內科醫師學會基金會（ABIM基金會）
http://www.choosingwisely.org/	
以美國的醫學會為中心，對外發表載有醫療建議的列表。	
NCCN醫療指引	**美國國家癌症資訊網（NCCN）**
http://www.nccn.org/professionals/physician_gls/f_guidelines.asp	
能夠瀏覽美國的癌症醫療指引。	
Pubmed	**美國國家生物技術資訊中心（NCBI）**
http://www.ncbi.nlm.nih.gov/pubmed	
能夠搜尋全球各地的論文資訊。只要在搜尋列輸入本書當中出現的文獻名稱，就可以找到原文。	

	建議	與建議有關的學會	出現頁數
1	應避免為檢查是否罹患攝護腺癌，而隨意接受 PSA 檢查	美國家庭醫學會、美國老年醫學會、美國臨床腫瘤醫學會	071
2	罹患早期攝護腺癌時，無須檢查癌細胞是否轉移至骨骼	美國臨床腫瘤醫學會、美國泌尿科學會	077
3	罹患轉移風險較低的攝護腺癌時，應避免隨意開始進行治療	美國放射線腫瘤學會	080
4	罹患攝護腺癌時，不應隨意進行質子治療	美國放射線腫瘤學會	082
5	罹患早期乳癌時，無須檢查癌細胞是否轉移至骨骼	美國臨床腫瘤醫學會	084
6	有乳癌疑慮時，務必在動乳癌手術之前，先接受針刺切片	美國癌症委員會	087
7	動乳癌手術時，務必要檢查前哨淋巴結	美國外科學會	088
8	五十歲以上的早期乳癌患者，在接受放射線治療時，應該盡可能將期間縮短	美國放射線腫瘤學會	091
9	當乳癌患者出現癌細胞轉移的情形時，應採單獨藥劑進行治療	美國臨床腫瘤醫學會	092
10	在進行乳房保留療法時，應避免隨意進行「IMRT 治療」	美國放射線腫瘤學會	094
11	不應對三十歲以下的女性進行 HPV 檢查	美國家庭醫學會、美國臨床病理學會	095
12	應避免隨意實施以棉棒刮取子宮頸細胞組織的抹片檢查	美國家庭醫學會、美國婦產科醫學會、美國婦科癌症學會	098
13	曾罹患子宮頸癌者，應避免隨意進行陰道鏡檢查	美國婦科癌症學會	100
14	健康女性不應進行卵巢癌檢查	美國婦產科醫學會、美國婦科癌症學會	101
15	接受肺癌 CT 檢查的次數應遵照建議次數，避免過於頻繁	美國胸腔醫師學會、美國胸腔學會	103
16	早期肺癌無須接受用來判斷癌細胞是否轉移至腦部的影像檢查	美國胸腔外科醫學會	106
17	每十年做一次大腸癌內視鏡檢查就綽綽有餘了	美國腸胃病學會、美國外科學會	109
18	「分子標靶藥物」在使用上應慎重	美國臨床腫瘤學會	112
19	應事先擬定治療方案	美國癌症委員會	114
20	應避免「突然動手術」	美國癌症委員會	117
21	服用抗癌藥物時，應避免隨意配合服用強效止吐劑	美國臨床腫瘤醫學會	119
22	應減少針對癌症骨轉移的放射線治療次數	美國放射線腫瘤學會、美國安寧緩和照顧醫學會	121
23	應盡量減少接受 PET 與 CT 檢查等癌症檢診的次數	美國核子醫學暨分子影像學會、美國臨床腫瘤醫學會、美國婦科癌症學會	123
24	剩餘壽命估計不滿十年的人，應盡量減少接受癌症檢診的次數	美國一般內科學會、美國腎臟醫學會	126

	建議	與建議有關的學會	出現頁數
25	應避免接受無用的胸部 X 光線檢查	美國外科學會、美國一般內科學會、美國醫院醫學會、美國集中治療關聯學會、美國內科醫學會	128
26	輕度的頭部外傷不應接受 CT 檢查	美國急救醫學會、美國小兒科學會	132
27	不應使用抗生素來治療感冒	美國小兒科學會	135
28	出現熱痙攣時，不可接受影像檢查！	美國小兒科學會	136
29	應避免因為腹痛而隨意進行 CT 檢查	美國小兒科學會、美國腸胃病學會	138
30	孩童罹患闌尾炎時，應避免接受 CT 檢查	美國放射線醫學會、美國外科學會	139
31	不應對患有隱睪症的男童進行超音波檢查	美國泌尿科醫學會	141
32	罹患糖尿病時，不應使用滑尺量度管理血糖值	美國醫療指導學會	142
33	高齡者的糖化血色素值只要控制在 7.5%就行了	美國老年醫學會	144
34	第二型糖尿病患者應避免每天多次自行測量血糖值	美國內分泌學會、美國臨床內分泌醫學會、美國老年醫學會	146
35	出現腰痛症狀之後，不要於六週以內接受影像檢查	美國家庭醫學會、美國內科醫學會	147
36	閃到腰後不可馬上接受 X 光檢查	美國職業與環境醫學會、北美脊椎醫學會	149
37	腰痛時不可以完全休養	北美脊椎醫學會	150
38	罹患風濕時，不可隨意接受 MRI 檢查	美國風濕病學會	151
39	罹患風濕時，不可馬上使用生技醫藥品	美國風濕病學會	152
40	不要隨意接受詳細的抗核抗體檢查	美國風濕病學會	155
41	每十年接受一次 DEXA 檢查幫助掌握骨質疏鬆症	美國家庭醫學會、美國風濕病學會	158
42	葡萄糖胺與軟骨素對退化性膝關節炎無效	美國整型外科醫學會	160
43	罹患退化性膝關節炎時，不應接受關節腔灌洗	美國整型外科醫學會	161
44	罹患退化性膝關節炎時，使用「矯正鞋墊」僅具備安慰作用	美國整型外科醫學會	162
45	想要拿口服避孕藥，不需要先接受陰道內診	美國家庭醫學會	163
46	不可以在懷孕期滿前促進分娩與剖腹	美國家庭醫學會、美國婦產科醫學會	164
47	即便懷孕期滿，基本上也不應促進陣痛	美國婦產科醫學會、美國家庭醫學會	165
48	避免為了決定是否墮胎而接受「NIPT 檢查」	美國母子學會	166
49	即便懷雙胞胎，也不可以縫合子宮頸管	美國母子學會	167
50	進行慢性人工透析時，相關人士應取得共識	美國腎臟病醫學會	168

	建議	與建議有關的學會	出現頁數
51	睪固酮濃度正常的勃起障礙患者， 即便補充睪固酮也於事無補	美國泌尿科醫學會、美國內分泌學會、美國臨床內分泌醫學會	169
52	胃造廔對失智症患者沒有意義	美國醫療指導學會、美國安寧緩和醫療學會、美國老年醫學會	171
53	因胃酸倒流而胸口灼熱時，應避免隨意使用藥物	美國胃腸病學會、美國醫院醫學會	173
54	罹患巴雷斯特食道症時，不可重複接受檢查	美國腸胃病學會	174
55	壓力性胃潰瘍不可採投藥治療	美國醫院醫學會	176
56	使用肺量計來診斷是否罹患氣喘	美國過敏氣喘免疫學會	177
57	輕度氣喘、輕度支氣管炎患者不應接受 X 光檢查	美國醫院醫學會	178
58	不應對罹患支氣管炎的孩童使用支氣管擴張劑	美國醫院醫學會	179
59	在沒有接受氧氣補充的情況下，不應對罹患急性呼吸道疾病的孩童實施脈動式血氧計檢查	美國醫院醫學會	180
60	兩歲以下的輕度下呼吸道感染患者不可使用全身性的類固醇	美國醫院醫學會	182
61	不可漫無目的地持續進行居家氧氣療法	美國胸腔醫師學會、美國胸腔學會	183
62	檢查過敏時， 應避免檢查非特異性 IgE 與非特異性 IgG	美國過敏氣喘免疫學會	184
63	不可隨意開立抗精神病藥給患者服用	美國精神醫學會	185
64	不可隨意使用兩種以上的抗精神病藥	美國精神醫學會	187
65	沒有罹患精神病時， 不可以貿然開立抗精神病藥給孩童服用	美國精神醫學會	188
66	失眠時，不應隨意接受睡眠檢查	美國職業與環境醫學會	189
67	治療失眠時，不應在一開始就使用抗精神病藥	美國精神醫學會、美國老年醫學會	190
68	無須對輕度頭痛的患者進行影像檢查	美國放射線學會、美國頭痛學會	192
69	頭痛時無須測量腦波	美國神經學學會	194
70	不可因為頭痛而長期服用市售成藥	美國頭痛學會	195
71	除非勢所難免，否則不應使用鴉片類藥物或巴比妥酸衍生物類鎮痛藥	美國神經學學會、美國頭痛學會	196
72	只是單次昏厥，無須接受 CT 檢查與 MRI 檢查	美國內科醫學會	198
73	出現昏厥症狀時，無須接受頸動脈影像檢查	美國神經學學會	199
74	失智症患者欲接受 PET 檢查時，需先接受專家診斷	美國核子醫學暨分子影像學會	201
75	醫師不可以毫無計畫地開立乙醯膽鹼酯解酶抑制劑給失智症患者服用	美國老年醫學會	202

	建議	與建議有關的學會	出現頁數
76	即便失智症患者出現精神症狀方面的異常，開立抗精神病藥時仍需謹慎	美國醫療指導學會、美國精神醫學會、美國老年醫學會	204
77	診斷蕁麻疹時，不可隨意進行檢查	美國過敏氣喘免疫學會	206
78	醫師即便認為患者罹患灰指甲，也幾乎無須開立口服藥給患者服用	美國皮膚科醫學會	207
79	只要還沒確認患部遭到細菌感染，異位性皮膚炎患者就無須服用口服抗生素	美國皮膚科醫學會	208
80	不要在開刀傷口上塗抗生素膏	美國皮膚科醫學會	209
81	沒有出現眼疾症狀時，不可隨意進行影像檢查	美國眼科醫學會、美國小兒眼科及斜視醫學會	210
82	孩童無須每年接受眼底檢查與眼壓檢查	美國小兒眼科及斜視醫學會	211
83	孩童無須配戴度數較低的閱讀用眼鏡	美國小兒眼科及斜視醫學會	212
84	紅眼症患者不可使用抗生素	美國眼科醫學會	213
85	在進行玻璃體內注射治療前，無須使用抗生素	美國眼科醫學會	214
86	乾眼症患者無須做淚點栓塞	美國眼科醫學會	215
87	輕度急性副鼻竇炎無須接受影像檢查	美國耳鼻喉科醫學會	216
88	罹患急性副鼻竇炎時，不可隨意使用抗生素	美國家庭醫學會	218
89	罹患中耳炎及外耳炎時不可服用抗生素	美國家庭醫學會、美國耳鼻喉科醫學會	219
90	罹患突發性耳聾時，無須接受頭部與腦部 CT 檢查	美國耳鼻喉科醫學會	220
91	營養補給品沒有幫助維持健康的效果	美國毒性病理學會、美國臨床毒性學會	222
92	進行心臟影像檢查時，應盡可能抑制患者曝露在放射線下的風險	美國核子心臟病學會	223
93	應多注意，避免接受無用的心臟檢查	美國胸腔外科醫學會、美國心血管 CT 學會、美國核子醫學暨分子影像學會、美國核子心臟病學會	224
94	超高齡者服用降膽固醇藥物沒有用處	美國醫療指導學會	227
95	只要沒有出現症狀，頸動脈狹窄就不構成問題	美國家庭醫學會、美國神經學學會	228
96	患者沒有意願時，就不應為患者裝設植入性心臟去顫器	美國安寧緩和照顧醫學會、美國心律不整學會	230
97	出現沒有症狀的心室上徐脈時，無須使用心律調節器	美國心律不整學會	232
98	治療心肌梗塞時，即便是血管狹窄的患者，也無須同時治療其尚未阻塞的血管	美國心臟病學會	233
99	罹患可以靠藥物治療的心房顫動時，無須進行心導管電氣燒灼術	美國心律不整學會	235
100	評估無須再放置中心靜脈導管後，應立即中止此醫療行為	美國老年醫學會	236

PROFILE

室井一辰

為醫療經濟記者，生於石川縣金澤市，修畢東京大學農學部獸醫學課程。歷任大型出版社、醫學類專刊、經營類專刊，執筆有關日本全國之醫院、診所、營利組織、公家組織等單位的報導。此外亦具備豐富的國外採訪經驗，曾赴美國、歐洲、亞洲等地區採訪有關醫療、生物科技的新聞。現在於新聞資訊網「Business Journal」連載有與醫學相關的專欄。而《週刊POST》於2014年5月2日開始連載一篇名為「血壓147是健康值」的短期集中報導，當中以血糖值、膽固醇的健康標準做為主題，而室井一辰則於該連載中負責企劃與採訪。一連串的企劃引發許多電視節目與雜誌爭相模仿，獲得全國性的廣大注目。此外雖擁有獸醫學士的學位，但是並不是獸醫師。

TITLE

無效醫療拒絕論

STAFF

出版	瑞昇文化事業股份有限公司
作者	室井一辰
譯者	謝承翰
總編輯	郭湘齡
責任編輯	黃美玉
文字編輯	黃思婷　莊薇熙
美術編輯	謝彥如
排版	曾兆珩
製版	大亞彩色印刷股份有限公司
印刷	桂林彩色印刷股份有限公司
	紘億彩色印刷有限公司
法律顧問	經兆國際法律事務所　黃沛聲律師
戶名	瑞昇文化事業股份有限公司
劃撥帳號	19598343
地址	新北市中和區景平路464巷2弄1-4號
電話	(02)2945-3191
傳真	(02)2945-3190
網址	www.rising-books.com.tw
Mail	resing@ms34.hinet.net
初版日期	2016年2月
定價	260元

國家圖書館出版品預行編目資料

無效醫療拒絕論 / 室井一辰作 ; 謝承翰譯. -- 初版. -- 新北市 : 瑞昇文化, 2016.01
272面 ; 21 X 14.8公分
ISBN 978-986-401-073-8(平裝)

1.臨床醫學 2.保健常識

415　104028342